달릴수록 인생이 선명해지는
웰니스

달릴수록 인생이 선명해지는
웰니스

초판 1쇄 인쇄 2025년 5월 29일
초판 1쇄 발행 2025년 6월 5일

지은이 박수현
발행인 정병철
발행처 ㈜이든하우스출판

편집   조혜정
디자인 안윤민

출판등록 2021년 5월 7일 제2021-000134호
주소 서울시 마포구 양화로 133 서교타워 1201호
전화 02-323-1410 팩스 02-6499-1411
이메일 eden@knomad.co.kr

ISBN 979-11-94353-24-9 (03190)

• 값은 뒤표지에 표시되어 있습니다.
• 잘못된 책은 구입하신 서점에서 바꾸어 드립니다.

달릴수록 인생이 선명해지는

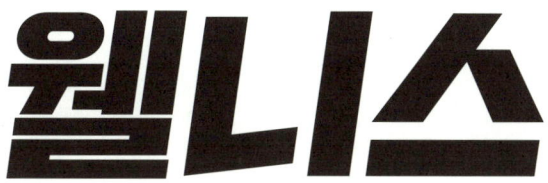
웰니스

박수현 지음

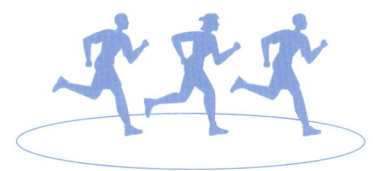

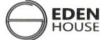

개정판을 펴내며

"운동은 이제 뇌를 위한 것이다." 운동은 더 이상 근육을 키우고 체중을 줄이는 기능적 행위로만 인식되지 않는다. 현대인의 움직임은 신체를 넘어 정신과 삶의 균형을 회복하기 위한 하나의 실천으로 전환되고 있다. 지속 가능한 웰빙의 해법으로 운동이 재조명되고 있으며, 그 변화를 가장 선명하게 보여주는 자료가 있다.

미국스포츠의학회 ACSM가 매년 발표하는 《세계 피트니스 트렌드 보고서》는 전 세계 운동 생리학자, 물리치료사, 피트니스 전문가 수천 명의 의견을 기반으로, 그해 피트니스 산업과 건강 문화의 주요 흐름을 집약한다. 이 보고서는 운동이 어떤 방식으로 시대적 의미를 재구성해가는지를 보여주는 척도다.

최근 몇 년간 이 보고서에는 주목할 만한 변화가 있었다. '정신건강을 위한 운동 Exercise for Mental Health'이라는 항목이 상위권에 진입한 이후, 2024년과 2025년에도 연속으로 주요 트렌드로 자리하고 있다. 이는 운동이 신체의 외형을 다듬는 차원을 넘어, 감정을 순환시키고 스트레스를 조절하며, 뇌의 회복을 촉진하는 정신적 실천으로 재정의되고 있음을 시사한다. 2025년 보고서에서 함께 부각된 흐름은 그 방향을 더욱 분명히 한다. 웨어러블 기술, 기능성 트레이닝, 고령자 대상 운동과 더불어, 정신 건강과 웰니스 코칭이 나란히 상위권을 차지하고 있다. 이제 운동은 삶을 설계하고 내면을 조율하는 하나의 '웰니스 수단'으로 자리 잡고 있다.

러닝도 그 변화의 한복판에 있다. 과거 단순한 유산소 운동으로 분류되던 러닝은 이제 정신을 정돈하고 감정을 순환시키는 '움직이는 명상'으로 주목받는다. 고요한 몰입의 순간을 통해 자기와 연결되고, 감각의 리듬에 따라 내면이 다시 호흡하게 된다. 러닝은 몸의 운동이면서도 동시에 의식의 정렬을 돕는 심신 일체의 기술이다.

운동은 더 이상 외적인 변화에만 초점을 두지 않는다. 지금 우리가 주목해야 할 운동의 본질은 뇌의 안정과 회복, 감정의 탄력성과 연결된 새로운 웰니스의 언어다.

저자의 말

15년 전, 나는 '웰니스'라는 개념을 한국 독자들에게 소개했다. 당시만 해도 운동은 단순한 건강관리 이상의 의미로 받아들여지지 않았다. 그러나 나는 운동이 단지 몸을 위한 활동을 넘어, 뇌의 구조와 기능을 변화시키고 삶의 방향성까지 정리하는 데 영향을 미친다는 사실에 주목했다. 이러한 탐구를 통해, 신체와 마음을 함께 돌보는 운동으로서의 '웰니스'를 새롭게 정의했다. 그리고 러닝과 운동이 어떻게 개인의 삶을 정돈하고 선명하게 만들어주는가에 대해 이야기했다.

그로부터 15년이 지난 지금, 웰니스는 더 이상 낯선 개념이 아니다. 기업들은 직원들의 웰니스를 고려한 업무 환경을 조성하고, 도심 곳곳에서는 명상과 러닝을 결합한 프로그램이 운영되고 있다. 예를 들어, 독일 뮌헨대학교 연구팀은 외상후스트레스장애PTSD 환자들을 대상으로 12주간의 러닝 프로그램을 진행하여 참가자들의 증상이 평균 32퍼센트 감소하는 효과를 확인했다. 이러한 프로그램은 러닝을 통해 정신적 치유를 도모하는 사례로 주목받고 있다 https://runtalk.kr/.

이번 개정판에서는 웰니스의 새로운 지점을 탐구하고자 한다. 이제 러닝은 운동의 범주가 아니라 명상과 결합한 '움직이는 명상'으로 변모하고 있다. 반복되는 발걸음 속에서 우리는 호흡을 조절하고 마음을 정리하며, 더 깊은 내면과 마주한다. 러너들은 기록을 위한 달리기에서 벗어나, 삶을 통찰하려는 달리기를 시작했다. 정신적 치유로서의 운동, 즉 웰니스 2.0의 시대가 도래한 것이다.

웰니스 2.0에서 중요한 점은 바로 러닝이 마음에 미치는 영향에 보다 집중한다는 사실이다. 러닝이 정신적 회복, 마음의 평온을 위한 수단으로 주목받고 있는 것이다. 러닝과 명상이 결합하면 어떤 변화가 일어날까? 뇌과학과 심리학은 이미 러닝이 정신 건강에 미치는 긍정적인 영향을 증명해왔다. 중요한 것은 이러한 과학적 검증뿐만 아니라, 이를 직접 경험한 사람들의 이야기다. 나는 러닝을 통해 삶을 바꾼 수많은 사람들을 만났고, 그들의 경험 속에서 새로운 흐름을 감지했다. 그들은 러닝을 통해 내면의 소음이 잦아드는 순간을 경험했고, 몸을 움직임으로써 마음이 치유되는 경험을 했다.

또 다른 중요한 점은 경험의 확장이다. 이전의 웰니스는 개인이 추구하는 삶의 방식 중 하나로 소개되는 경우가 많았다. 이제 웰니스는 개인의 신체적, 정신적 건강을 넘어 사회적 차원으로 확장되고 있다. 우리는 혼자 달리지 않는다. 한때 개인의 목표 달성을 위한 수단이었던 러닝이 이제는 함께하는 공동체의 움직임이 되고 있다. 사회적 웰니스, 다시 말해 함께 건강해지는 문화가 자리 잡고 있는 것이다. 마라톤 대회에서 서로를 응원하는 러너들, 도심 한가운데에서 함께 명상하는 사람들, 트레일 러닝을 통해 자연과 연결되는 경험들. 이것이 웰니스 2.0의 핵심이다.

나는 이 책을 통해 웰니스가 신체 활동에 국한되지 않고, 삶을 바라보는 태도이며, 함께 살아가는 방식이라는 점을 이야기하고자 한다. 러닝과 명상을 통해 우리는 스스로를 더 깊이 이해할 수 있으며, 나아가 공동체와 연결될 수 있다.

웰니스 2.0의 시대, 우리는 이제 새로운 방식으로 움직이며, 더 건강하고 의미 있는 삶을 만들어나갈 것이다.

2025년 다시 여름 앞에 서서
박수현

차례

개정판을 펴내며 4
저자의 말 6

CHAPTER 1
삶을 바꾸는 웰니스 혁명

운동이면 운동이지, 왜 웰니스인가? 15 | "난 운동부족이야."라는 말의 진실 19 | 자연은 뇌를 쉬게 한다 25 | 웰니스를 하는 사람들 30 | 바쁜 일상 속에서도 나를 지키는 힘 39 | 운동효과가 없는 당신, 무엇이 부족해서? 43

🔵 시끌벅적한 세상 가운데에서 나를 찾다 47

CHAPTER 2
운동이 뇌를 바꾼다

뇌는 운동을 위해 존재한다 51 | 운동을 하면 기분 좋아지는 이유 55 | 달릴 때 느끼는 몽롱한 행복감, 러너스하이 61 | 운동이 뇌세포를 새로 만든다 65 | 기적의 성장 물질, BDNF 70 | 한 달이라도 꾸준함은 성과가 된다 73

🔵 그들을 성공으로 이끈 운동의 비밀은 과연 무엇인가? 78

CHAPTER 3
운동으로 살아갈 기적을 만들다

과학이 말하는 운동과 건강의 인과관계 83 | 암 극복의 신화, 독일의 온코워킹 90 | 우울증 극복과 행복의 돌파구, 요가 96 | 모든 뇌 활동은 스트레스다 105 | 뇌를 파괴하는 만성 스트레스 109 | 운동은 스트레스 백신 114 | 함께하는 운동이 암 발병률을 낮춘다 121

- 통증보다 우울감 극복하기 126

CHAPTER 4
도파민 중독에서 벗어나기

집중력을 잃은 사회 131 | 쉬운 보상보다 장기적 보상 추구하기 135 | 운동을 통해 현실에 집중하는 힘 140 | 운동으로 삶의 균형을 찾은 사람들 145

- 담배 생각날 때 딱 5분 힘차게 걸어라 149

CHAPTER 5
운동을 하면 똑똑해진다

운동이 뇌 가소성을 높인다 153 | 장수춤을 배우며 젊어지는 노인들 156 | 운동하는 노인의 뇌는 20대와 비슷하다 162 | 체력 강한 아이들이 성적도 높다 166 | 간헐적 운동도 효과가 있다 170

- 복잡한 동작이 뇌 가소성을 높인다! 175

CHAPTER 6
창조력의 엔진, 운동

창조의 힘, 몰입 179 | 몰입의 에너지원, 운동 185 | 허영만 화백과 리처드 용재 오닐의 습관 190 | 앉아서 떠오르는 생각일랑 믿지 말라 198 | 몰입을 통한 학습 효과 204

🔖 도파민 보상체계를 정상으로 돌리자 207

CHAPTER 7
마음챙김으로서의 웰니스

러닝하는 MZ세대 211 | 러닝을 깊게 만드는 요가의 숨 216 | 행복학의 공통분모, 운동 220 | 운동, 그 행복한 몰입 체험 225 | 그들만의 리그, 송파여성축구단의 행복 230 | 춤추는 뇌, 깨어나는 감각 235 | 운동이 마음에 주는 선물 242 | 성공을 여는 습관의 시작 247 | 웰니스 실천으로 얻을 수 있는 것 250

🔖 내게 중요한 것이 무엇인지 확인하는 시간 255

부록
웰니스와 사람들

달리는 사람, 살아 있는 사람-김한균 대표 이야기 258
산이 내게 말을 걸던 시간-조좌진 대안산악연맹회장 265

에필로그 270

CHAPTER 1

삶을 바꾸는 웰니스 혁명

운동을 시작한 사람과 미룬 사람,
3년 후 인생은 얼마나 달라질까?

운동이면 운동이지, 왜 웰니스인가?

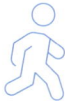

　운동은 오래전부터 건강을 유지하는 가장 기본적인 방법으로 인식되어 왔다. 많은 사람들이 체중을 감량하거나 근력을 키우기 위해 운동을 시작한다. 그러나 현대 사회에서 건강을 바라보는 시각은 변화하고 있다. 단순히 신체적 건강을 유지하는 것을 넘어, 전반적인 삶의 질을 높이는 데 초점을 맞춘 '웰니스wellness'가 중요한 개념으로 자리 잡고 있다. 그렇다면, 운동과 웰니스는 어떻게 다르며, 왜 웰니스가 주목받고 있을까?

　운동은 신체적 활동을 통해 근육을 강화하고 심폐 건강을 개선하는 활동을 의미한다. 바로 신체의 특정 기능을 향상시키거나 체력을 유지하는 것이 주된 목적이다. 반면, 웰니스는 신체 단련에 그치지 않는다. 신체적, 정신적, 감정적, 사회적, 환경적 건강을 종합적으로 관리하는 개념이다. 운동이 웰니스의 중요한 요소이긴 하지만, 웰니스는 더 광범위한 개념으로 개인의 전반적인 삶의 질을 개선하는 데 초점을 맞춘다.

이러한 차이는 일상의 작은 선택에서도 드러난다. 예를 들어, 단순히 체중 감량을 목표로 헬스장에 다니는 행동은 '운동'의 개념에 가깝다. 그러나 스트레스 관리를 위해 명상을 하거나, 업무 생산성을 높이기 위해 아침 조깅을 습관화하는 것은 웰니스의 개념에 속한다. 다시 말해, 웰니스는 건강한 신체뿐만 아니라 마음의 안정, 사회적 유대감, 지속 가능한 생활방식을 포함하는 보다 포괄적인 접근 방식이다.

꾸준히 잘살고 싶은 마음

처음 '웰빙well-being'이라는 개념이 등장할 때, 이 단어는 건강한 삶을 의미하는 대표적인 용어로 자리 잡았다. 웰빙은 신체적·정신적 안정을 강조하며, 건강한 식습관과 운동을 통해 더 나은 삶을 추구하는 가치관이었다. 하지만 시간이 지나면서 웰빙의 개념은 더욱 확장되었고, 단순한 '안정'에서 벗어나 능동적으로 삶의 균형을 찾는 '웰니스' 개념으로 발전했다.

웰니스는 건강을 유지하는 데에서 더 확장된 개념이다. 더 나은 삶을 만들기 위한 주체적인 선택과 행동을 포함한다. 예를 들어, 과거에는 신체 건강을 위한 운동이 주된 목표였다면, 이제는 운동을 통해 정신적 스트레스를 관리하고, 사회적 관계를 형성하며, 지속 가능한 환경을 고려하는 등 다양한 요소를 포함하는 방식으로 변화하고 있다.

웰니스 개념이 확산되면서 개인뿐만 아니라 사회 전반에서도 변화가 나타나고 있다. 기업들은 직원의 건강과 복지를 고려하여 피트니스 프로그램, 명상 세션, 유연 근무제 등을 도입하고 있으며, 이는 직원들의 업무 효율성과 직무 만족도를 높이는 효과를 가져온다. 〈하버드 비즈니스 리뷰 Harvard Business Review, 2021〉에 따르면 구글과 마이크로소프트는 직원들의 창의성과 생산성을 높이기 위해 사내 피트니스 센터를 운영하고, 명상 및 스트레스 관리 프로그램을 정규 업무에 포함시키고 있다. 이는 웰니스가 조직의 성과와 지속 가능성에도 영향을 미친다는 사실을 보여준다.

뿐만 아니라, 웰니스는 공공정책에서도 중요한 요소가 되었다. 여러 국가에서는 시민들의 건강을 증진하기 위해 웰니스 프로그램을 시행하고 있으며, 이는 의료 비용 절감과 국민 삶의 질 향상으로 이어지고 있다. 대표적으로 북유럽 국가들은 시민들의 정신적·신체적 웰니스를 고려한 정책을 적극적으로 시행하며, 이를 통해 국민 건강 지표를 높이고 있다 OECD Health Report, 2022.

왜 웰니스인가?

오늘날 우리는 운동을 통해 정신적 균형을 찾고, 일상의 활력을 높이며, 전반적인 삶의 질을 향상시키고자 한다. 단순한 운동이 신체적 건강을 개선하는 것에 초점을 맞췄다면, 웰니스는 정신적 안정, 사회적 유대, 감정적 균형, 그리고 지속 가능한 환경까지 고려하는 전인적 접근 방식이다. 특히, 현대인은 과도한 정보와 스트레스 속에서 살아가며, 점점 더 삶의 균형과 본질적인 만족을 찾는 것을 중요하게 여기고 있다.

결국, 운동은 웰니스라는 더 큰 개념 안에 자리 잡는다. 웰니스는 운동뿐만 아니라 전반적인 삶의 질을 개선하는 라이프스타일이며, 이를 실천하는 사람들은 건강 관리뿐만 아니라 삶을 최적화하는 선택을 하고 있는 것이다. 이제 운동을 출발점으로 삼아, 웰니스를 통해 더 건강하고 균형 잡힌 삶을 살아가야 한다.

"난 운동부족이야."라는 말의 진실

    이 책을 읽는 독자라면 한번쯤 헬스클럽의 회원으로 가입한 적이 있을 것이다. 건강 관리에 관심이 많은 사람일 테니 말이다. 헬스클럽에 간 첫날, 강사가 운동을 시작한 목적을 물었을 것이다. 그때 여러분은 '체중 감량'이라든가 '체력 강화' 등의 이유를 대며 피식 웃었을지도 모른다. 좀 더 자세하게 '옆구릿살 정돈'이라고 답하거나, 쑥스러워하며 SNS에 올라온 '핏한' 몸매 사진을 내밀었을지도 모른다.

    그동안 많은 사람들은 운동의 목적을 신체적 가치에 맞춰왔다. 그러나 운동의 가치 기준이 바뀌고 있다. 몸을 위한 것 이상의 가치를 위해 운동하는 이들이 속속 생겨나고 있다. 그들은 살을 빼겠다는 일념으로 끼니도 거른 채 트레드밀(러닝머신) 위를 달린다든가, S라인 몸매를 만들겠다고 힘겨우리만치 무거운 바벨을 억지로 들지 않는다. 그들은 삶에서 참된 자신을 발견하고 긍정하기 위한 방법으로 '운동'을 선택한 사람들이다. 이 새로운 운동 예찬론자들은 자신에게 부담스럽지 않은 운동을 정해 강박감 없이 즐기면서 신체적 건강뿐 아니라 정신적 행복감까지 얻고자 한다. 이른 새벽 한강변을 달리면서 스쳐가는 자연 풍광을 고요히 즐기며 하루를 열거나, 저녁 식사 후 온 가족이 가까운 공원에 나가 대화하며 산책하거나, 요가매트 위에서 숨을 고르며 긴장과 피로를 풀고 하루 일과를 정리하거나……. 이것이 운동의 새로운 지평, 즉 웰니스wellness의 진풍경이다.

그렇다면, 지금 시대에 '진정한 건강'이란 무엇일까? 일상에서 운동을 통해 건강을 관리한다는 개념은, 우리가 생각하는 것만큼 오래된 믿음이나 실천은 아니다. 1980년대, 선진국을 중심으로 운동을 통해 '질병 없는 몸'을 추구하는 흐름이 자리 잡았다. 이 시기의 운동은 주로 헬스health라고 불렸다. 1990년대에는 여기에서 한 걸음 더 나아가, '몸의 건강과 동시에 신체의 아름다움'을 추구하는 경향이 확산되었고, 이를 가리키는 피트니스fitness라는 단어가 성행했다.

2000년대에 들어서면서, '잘 먹고 잘살자.'는 모토 아래 의식주를 개선하는 데 열중하던 사람들은 언제부터인가 신체적 건강과 정신적 건강을 함께 챙기려는 새로운 트렌드에 관심을 기울이기 시작했다. 이른바 '웰빙' 열풍이다. 이 흐름 속에서 등장한 것이 바로 웰니스다. 웰니스는 well-being과 fitness의 합성어로, 몸의 건강과 아름다움, 그리고 마음의 행복까지 아우르는, 한 차원 진화한 운동 개념이자 진정한 건강의 개념이다.

웰니스를 지향하는 사람들은 신체와 정신 모두가 온전한 모습을 지닌 통합적 건강을 추구한다. 그러면서 운동 강도나 운동량을 지나치게 강박적으로 의식하지 않고, 자신의 리듬에 맞게 꾸준히 몸을 움직이며 궁극적인 행복에 다가간다. 이른바 '웰니스족'이라고 불리는 이들에게 운동은 심신의 건강은 물론 열정적이고도 창조적인 삶까지 보장하는 에너지의 원천이다.

"난 운동부족이야."라는 말의 진실

마흔네 살의 나이에 심장병 전문의라는 직업을 접고 무작정 달리기를 시작한 미국의 조지 쉬언George Sheehan은 웰니스 열풍에서 선구자 같은 존재다. 그는 쉰을 바라보는 나이에 '달리기선수'라는, 보통 사람들로서는 이해하지 못할 목표에 도전했다. 그리고 결국 달리기를 통해 진정한 자아를 대면하는 데 성공했으며, 그 덕분에 새로운 인생을 시작했다. 달리기를 통한 자아 발견의 길을 제시한 그의 책 《달리기와 존재하기 Running & Being》는 달리기를 종교에 가까운 위상으로 끌어올림으로써 러너들에게 일종의 경전이 되었다.

이 책에서 쉬언은 달리기를 함으로써 비로소 다른 사람들의 평가로부터 자유로워졌으며, 사회가 강요하는 규율과 통제로부터 벗어날 수 있었다고 고백한다. 달리기는 그의 의식을 해방하여 내면의 창조성을 북돋았다. 쉬언이 달리기를 시작한 후 그가 생각하는 건강에 대한 척도도 바뀌었다. '달리는 철학자' 조지 쉬언이 생각하는 진정한 건강이란 신체의 안녕은 물론, 삶에 대한 적극적인 태도이며, 살아가게 하는 힘이고 살아 있는 느낌이다. 이것이 바로 웰니스의 핵심적 가치다. 그리고 이 책이 과학적 근거와 국내외 사례를 들어 이야기하고자 하는 주제다.

사람들은 흔히 "난 운동 부족이야."라는 말을 입에 달고 산다. 그런데 그 말이 정확히 무슨 의미인지는 충분히 알지 못한다. 운동이 부족하면 비만해지고 각종 성인병에 걸릴 수 있다는 것은 누구나 익히 들어 알고 있다. 그러나 운동이 부족하면 만성 스트레스와 우울증에 취약해지고, 심할 경우 극단적 선택에 이르는 위험까지 높아진다는 사실을 아는 사람은 많지 않다. 운동은 실제로 '스트레스 백신', '항우울제'의 기능을 톡톡히 한다. 우리는 운동을 통해 삶에 지독한 그늘을 드리우는 스트레스와 우울을 방지하고,

병마를 이겨내기도 한다. 또한 운동을 함으로써 뇌를 쾌적하고 젊어지게 하여 공부나 일의 효율과 창의력을 높이고 치매까지 예방한다. 이는 지금 이 순간에도 뇌과학 분야 연구를 통해 속속 입증되고 있는 사실이다. 이처럼 운동은 우리 삶의 질을 뒤바꿀 정도로 위력적인 것이다.

하루가 다르게 속도전과 경쟁이 치열해지는 이 시대는 우리에게 이전 시대에 비해서 체력은 물론 더 많은 정신적·심리적 에너지를 요구한다. 운동은 바로 그 에너지를 효과적으로 충전해주는 것은 물론, 자아를 잃고 나날이 황폐해지는 삶에 기적과도 같은 열정과 창조를 불어넣는다. 만약 여러분이 야근을 밥 먹듯 하며 업무에 투신한 직장인이라면, 단군 이래 유례없다는 취업전쟁에 뛰어든 취업 준비생이라면, 새벽부터 밤까지 입시지옥에서 시달리는 수험생이라면, 반드시 운동을 해야 한다.

어쩌면 여러분은 운동의 필요성을 늘 자각하면서도 땀나고 힘들기 때문에, 시간을 내기가 어렵기 때문에 혹은 돈이 들기 때문에 운동할 엄두를 내지 못할 수도 있다. 그러나 운동이 놀랄 만큼 여러분의 인생을 바꿔놓을 수 있다는 것, 그리고 꾸준한 스트레칭이나 산책처럼 단순한 운동으로도 그 같은 변화를 얻을 수 있다는 사실을 이 책을 통해 알게 된다면, 더 이상의 망설임은 없을 것이다. 이 책이 기존의 그릇된 통념을 깨는 신개념 운동법을 소개하기는 하지만, 이 책을 펴내는 주 목적은 운동 개념을 업그레이드함으로써 여러분이 운동을 할 수밖에 없도록 하는 동기 부여에 있다. 피로와 스트레스, 무기력, 우울증 등으로 지친 여러분의 머릿속에 '움직여야 산다!'는 생각을 섬광처럼 전달해, 지금 당장이라도 몸을 일으켜 스트레칭을 하거나 산책을 나가게 할 만큼 강력한 동기 말이다.

이 책을 읽고 나면 걷기, 달리기, 자전거타기, 등산, 웨이트트레이닝, 요가 등 모든 종류의 '몸의 움직임'이 예사롭지 않게 느껴질 것이다. 그 움직임은 우리의 뇌 기능을 향상시켜 정신적·심리적 건강을 불러오고 나아가 삶의 활기와 행복을 가져다줄 테니 말이다. 이제 웰니스를 내면화하여 실천할 수 있는 길로 떠나보자.

자연은
뇌를 쉬게 한다

"나는 지금 숲길을 달린다. 흙길을 딛고, 바위를 넘고, 바람 사이를 가른다. 숨은 가쁘지만, 머릿속은 점점 맑아진다. 어느 순간, 생각이 사라지고 감각만 남는다. 나무, 햇살, 바람, 그리고 나. 숲과 내가 하나로 흐를 때, 나는 문득 깨닫는다.
지금, 내 뇌가 쉬고 있다는 것을."

트레일 러닝은 포장된 도로나 트랙이 아닌, 산길과 숲길, 들판과 바위길 같은 자연 지형 위를 달리거나 걷는 활동이다. 흙과 풀을 밟고 오르막과 내리막을 넘는 이 운동은 자신의 호흡과 리듬, 감각에 귀 기울이는 것이 핵심이다.

최근 많은 사람들이 트레일 러닝을 통해 몸의 활력을 회복하는 것은 물론, 마음의 정리와 정신적 안정까지 경험하고 있다고 말한다. 그런 의미에서 트레일 러닝은 웰니스를 추구하는 한 방식으로 주목받고 있다. 웰니스란 몸과 마음, 삶의 균형을 스스로 찾아가는 일상의 태도이자 실천이기 때문이다.

웰니스 관점에서 자연은 배경에 머물지 않는다. 자연은 우리 몸과 뇌가 본래 머물던 환경이고, 우리가 균형을 회복하기 위해 돌아가야 할 회복의 장소다. 자연 속에서 우리는 과도한 자극에서 벗어나고, 지친 뇌를 재정비하며, 나에게 집중할 수 있는 공간을 얻게 된다. 그래서 웰니스를 이야기할 때, 자연은 언제나 그 중심에 놓이게 된다.

트레일 러닝이 이끄는 인기의 이면에는 뇌과학의 메시지가 숨어 있다.

자연은 부교감 신경계를 자극해 몸과 마음의 균형을 회복시킨다. 숲길을 걷거나 물소리를 듣는 것만으로도 아드레날린 분비가 줄고, 심박수와 혈압이 안정되며, 스트레스 호르몬인 코르티솔 수치 역시 현저히 감소한다.

2019년 《프론티어스 인 사이콜로지 Frontiers in Psychology》에 실린 연구에 따르면, 단 20분 동안 자연에 머무르거나 자연과 연결되어 있다고 느끼는 것만으로도 코르티솔 수치가 유의미하게 낮아지는 효과가 나타났다. 자연은 가장 본능적이면서도 강력한 회복

자원이다.

그 안에서 몸을 움직일 때, 회복은 더욱 깊어진다. 야외에서의 신체 활동은 실내 운동보다 심리적 안정 효과가 크고, 긴장, 분노, 우울감 같은 감정들을 완화하는 데에도 탁월하다. 밖으로 나가는 것만으로도 마음은 가벼워지지만, 그곳에서 움직이기 시작하면 회복은 훨씬 더 깊어진다.

그린 처방: 자연이 약이 되는 순간

일본 치바대학의 연구에 따르면, 숲에서 시간을 보낸 사람들은 코르티솔 수치가 감소하고, 자연 살해 세포(NK 세포)의 활성이 증가했다. 산림욕은 산책을 통해 숲 전체에 감각을 맡기며 몰입하는 회복의 경험이다. 자연은 심리적 안정을 넘어 면역 체계까지 변화시키는 공간이 된다.

이러한 자연의 치유력이 과학적으로 증명되면서 최근에는 이를 의료와 복지에 접목한 '그린 처방Green Prescription'이 주목받고 있다. 자연 속 활동을 하나의 치료법으로 '처방'하는 접근 방식이다.

그린 처방은 1990년대 뉴질랜드에서 시작돼, 신체 활동 부족과 만성질환에 대한 공공 보건 대안으로 확대되었다. 영국의 '그린 짐Green Gym'은 마을 주민들이 정원을 함께 가꾸며 활동량을 늘리는 프로그램이며, 미국 워싱턴 D.C.의 '파크 RX$_{\text{Park Prescription}}$'는 소아과 진료에서 가족 단위 공원 산책을 실제 '처방'으로 제공하며, 국립공원 입장권을 처방전과 함께 나눠주기도 한다.

한국에서도 '서울형 치유의 숲길', '숲 체험 처방' 등 녹색 복지 프로그램이 확산되고 있다. 전 국토의 63퍼센트가 산림인 우리나라에겐, 이러한 자연 기반 처방이 뿌리내릴 수 있는 충분한 생태적 조건이 존재한다.

자연에 노출되면 코르티솔은 낮아지고, 세로토닌과 도파민 같은 긍정적 신경전달물질이 활성화된다. 이는 기분 개선, 스트레스 조절, 면역력 향상에 모두 유익하다. 많은 연구들이 이야기한다. 자연 속에서의 활동은 실내 운동보다 삶의 질과 회복력을 더 크게 높인다.

회복은 다시 자연을 향할 때 이뤄진다

트레일 러닝처럼, 자연 속에서 몸을 움직일 때 우리는 깊은 감각, 정제된 생각, 뇌 깊숙이 스며드는 안정감을 되찾는다. 이 모든 것은 도심의 피트니스 센터 바깥의 햇빛과 나무, 흙냄새가 있는 공간에서 일어난다.

숲길을 걷고, 숨을 고르고, 빛을 마주할 때, 마음은 말없이 이렇게 속삭인다. "괜찮아, 지금 이대로도 좋아."

웰니스는 거창한 결심에서 시작되지 않는다. 자연과 다시 손을 맞잡는 작은 실천에서 시작된다. 하루 10분, 가까운 공원을 걷는 것만으로도 우리는 다시 균형을 찾을 수 있다. 창문을 열어 하늘을 바라보고, 나무 그늘 아래 잠시 멈춰 서는 순간, 몸과 마음은 그 짧은 연결 하나로부터 회복을 시작한다.

자연은 늘 그 자리에 있다. 우리에게 필요한 건 단 하나, 다시 다가가려는 의지다. 그 작은 발걸음이 오늘의 나를 더 단단하게, 더 부드럽게 만들어줄 것이다.

웰니스를 하는 사람들

타임스스퀘어가 자본과 대중문화를 상징하는 곳이라면, 가장 열렬한 예술을 공기처럼 호흡할 수 있는 곳은 첼시다. 좀 더 새롭고 색다른 작품 세계를 추구하는 젊은 예술가들은 한때 미국의 현대미술을 대표했지만 이제는 너무나 상업화되어버린 소호를 등지고 첼시 뒷골목으로 발걸음을 옮기고 있다.

예술가들이 첼시로 모여들면서 갤러리가 하나둘씩 늘어나자 수준 높은 관람객과 예술가들을 만족시킬 레스토랑과 바도 급속도로 생겨났다. 자극을 찾아온 젊은 예술가들, 자유와 감각을 좇는 게이 커뮤니티, 수준 높은 취향의 전문직 종사자들은 첼시를 맨해튼에서 가장 활기 넘치는 지역으로 변화시켰다. 뉴욕에서 유일한 현대무용 전문 공연장인 조이스극장이 들어섰고, 브리트니스피어스와 패리스 힐튼 같은 파티걸들이 자주 찾는다는 클럽이 들어서면서 첼시는 유행에 민감한 젊은 층에 가장 뜨거운 동네, 뉴요커들의 표현을 빌리자면 '힙hip' 한 곳으로 떠올랐다.

한때 창고와 택시회사들이 밀집해 있던 버려진 땅에서 자유와 예술의 메카로 탈바꿈한 첼시. 300개가 넘는 갤러리가 세워진 이곳에서 갤러리만큼이나 자주 볼 수 있는 공간이 바로 요가와 필라테스, 태극권 등을 수련하는 스포츠 센터다. 예술의 메카가 된 지 얼마 되지 않아 첼시는 다시 웰니스의 메카로 새로운 명성을 떨치는 중이다.

분주함 속에서 나 자신을 잃지 않는 법

한창 수업 중인 어느 필라테스 학원을 방문했다. 요가 마라톤 현장에서 만나본 조쉬가 강사로 있는 곳이다. 원래 동유럽에서 무용가로 활동했던 조쉬는 잦은 부상으로 만성 요통에 시달리던 끝에 요가를 만났다. 그리고 이내 무용처럼 몸을 사용하면서도 몸과 마음, 영혼의 결합을 추구하는 요가의 매력에 푹 빠져들었다. 유럽에서 온 조쉬에게 목표 지향적이고 언제나 새로운 것만을 좇는 뉴요커들의 모습은 생소하게 다가왔다. 조쉬는 뉴요커들에게 운동이 반드시 필요하다는 것을 확신했다. 뉴욕의 직장들은 피고용

인에게 심적으로나 신체적으로나 벅찬 기대를 하기 때문이다. 뉴욕의 직장인들이 하루 중 자신을 위해 투자할 수 있는 시간은 많아야 고작 한두 시간. 이 시간 동안 그들은 소진한 에너지를 어떻게든 충전해야 한다. 뉴욕이란 도시는 활기로 가득 차 있지만 또 그만큼 스트레스로 가득 차 있어서, 스트레스를 조금이라도 완화하려면 꾸준한 운동이 필요하다.

조쉬의 학원에서는 20대부터 70대까지 다양한 연령대의 사람들이 운동을 하고 있었다. 그들 대부분은 요가뿐 아니라 골프, 달리기 등 다른 운동을 병행한다. 그토록 운동을 열심히 하는 이유는 운동이 신체적 건강을 지켜줄 뿐 아니라, 자신의 일을 더욱 창의적으로 해내는 데 충전소 역할을 한다고 믿기 때문이다. 학원 수강생 중 한 명인 40대 후반의 피에르는 디자인 회사에서 크리에이티브 디렉터로 일한다. 그는 직업 특성상 하루 대부분의 시간을 책상 앞에 앉아 컴퓨터를 하거나 어두운 방에서 광고 화면을 편집하며 보낸다. 현대의 많은 직장인들이 그렇듯 몸을 움직일 시간이 많지 않기 때문에 만성적인 어깨와 등 통증에 시달렸다. 피에르는 몇 년 전부터 가라데, 무에타이, 쿵푸 등 격투기 운동을 시작했다. 운동을 하면서부터 낮 동안 쌓인 긴장이 풀어지고 집중력도 늘었으며 활력이 더 생겨났다. 이런 변화는 창의적인 아이디어를 내야 하는 업무에도 도움이 되었다. 피에르는 업무가 끝나면 조쉬의 학원에 와 요가를 하는데, 명상하는 동안 아이디어에 더 집중할 수 있게 되었고 종종 역발상까지 할 수 있었다. 피에르는 요가를 통해 도시 생활에서 분열된 몸과 마음의 균형을 맞추고 있었다.

혼란과 분주함. 그것은 대도시에서 살아가기를 선택한 사람들이 어쩔 수 없이 감당해야 하는 일상이다. 대도시에서는 조용히 자기 자신을 돌아보는 대신 소음 속을 정신없이 뛰어다녀야 하고, 여유롭게 가족과 다정다감한 대화를 나누는 대신 고객을 만나 사무적인 소통을 하며 더 많은 계약을 성사해야 한다.

맨해튼에서 직장을 다니는 힐러리도 대도시에서 정신없이 살아가는 길을 택했다. 그녀는 10년 전부터 테니스를 쳐왔지만, 3개월 전부터 뉴욕에 살면서 요가와 달리기도 일과에 추가했다. 타임스스퀘어 요가마라톤에도 참가한 힐러리는 운동이 자신의 에너지 수준을 높여준다고 여긴다.

"뉴욕은 도시들이 합쳐진 거대 도시, 즉 대표적인 메갈로폴리스예요. 이토록 복잡하고 열정적인 우주에서 살기 위해선 보통의 삶보다 많은 에너지가 필요하죠. 운동을 많이 해야만 에너지 수준이 높아져 심신이 더 건강해지고, 뉴욕의 정신없는 생활을 받아들일 수 있어요."

힐러리와 같은 이유로 뉴요커들의 일과에는 거의 언제나 운동이 들어 있다. 누구나 퇴근 후에는 운동을 하고 저녁 식사를 하러 간다. S라인 몸매와 섹시한 근육을 원할 수도 있지만 더 많은 일을 잘해낼 수 있다는 자신감을 얻기 위해서다. 힐러리 역시 전에는 상상도 할 수 없었던 장거리달리기를 해내면서 자신감을 얻고 이를 통해, 업무와 대인관계에서도 더 많은 에너지와 능력을 갖게 되었다.

새벽 5시, 조용히 영혼을 일으키는 사람들

영화 〈왓 위민 원트 What Women Want〉에서 멜 깁슨이 분한 주인공 닉은 우연한 사고로 여자들의 속마음을 들을 수 있는 귀를 갖게 된다. 광고회사 기획자인 그에게 무한한 영감을 준 곳은 갤러리나 음악회장이 아니라, 열정적인 뉴욕 여성들이 새벽 운동을 즐기는 센트럴파크였다. 그곳에서 그는 인생과 자신의 경력에 대해 진지하게 고민하는 여성들의 목소리를 듣게 된다. 달리는 동안, 여성들의 마음속엔 온갖 고민거리들이 가득하다. '어떻게 하면 인생과 일에서 모두 성공을 거둘 수 있을까, 어제 마무리 짓지 못한 프로젝트는 어떻게 끝내야 할까. 그 남자는 왜 연락하지 않을까……' 그리고 그녀들의 마음을 읽는 닉의 머릿속은 광고 아이디어로 가득해진다.

조깅을 즐기는 여성들과 여성들의 마음을 훤히 읽는 닉. 영화 속에서 새벽의 센트럴파크는 영감으로 가득 찬 공간이다. 뉴욕의 빌딩 숲 사이에 조성된 면적 3.4제곱킬로미터의 센트럴파크는 현실에서도 뉴요커들에게 피난처이자 성지 같은 곳이다.

해도 뜨지 않은 새벽 5시, 보통 도시라면 아직 잠들어 있을 시간이다. 사람들은 저마다 이어폰을 꽂은 채 트레이닝복 차림에 러닝화를 신고 어슴푸레한 도시의 새벽을 달린다. 누구와도 대화하지 않고 달리기에 열중하며 하루를 준비한다. 이는 부지런하거나 새벽잠 없는 몇몇 사람의 이야기가 아니다. 센트럴파크를 가득 메우는 인종도, 직업도 다양한 수많은 뉴요커들의 이야기다.

20년차 뉴요커 제니퍼는 대학 졸업 후 15년 동안 매일 센트럴파크에서 운동을 해왔다. 지금 제니퍼는 노후 생활에 대한 컨설팅을 제공하는 일을 하고 있다. 하루 종일 앉아서 전화통화를 하거나 마라톤 회의를 하고, 사람들과 상담한다. 그런 제니퍼에게 조깅 시간은 유일하게 온전한 혼자만의 시간이며, 치유와 회복의 시간이고, 삶의 균형을 맞추는 시간이다. 제니퍼는 뉴욕 마라톤을 몇 번이나 완주했다. 많은 사람들이 달리기를 고문이라고 생각하지만, 제니퍼는 달리는 동안 자유롭게 탁 트인 공간만을 상상하며 생각이 '그냥' 흘러가도록 내버려두길 즐긴다. 어떤 사람은 조용히 앉아서 명상하지만, 제니퍼에게는 달리기가 곧 명상이다. 전날 늦게까지 해결되지 않은 일이 운동 중에 떠오른 아이디어 덕에 해결되기도 한다. 컨설턴트라는 직업 특성상 집중적으로 사고해야 하는 제니퍼에게 운동은 넓게 바라볼 수 있는 마음의 여유를 준다. 제니퍼에게 달리기는 치유의 과정에 가깝고 센트럴파크는 뉴욕에서 살아남게 해주는 일종의 재활 시설이다.

제니퍼의 경우처럼, 뉴요커들은 센트럴파크에서 초록으로 물든 자연과 평화, 마음의 고요를 발견할 수 있고 무엇보다 휴식을 얻을 수 있다. 이렇게 몸과 마음의 평화를 얻으면서 그들의 하루는 활력으로 넘친다. 센트럴파크는 세계에서 가장 열정적으로 일하는 뉴요커들을 위한 에너지 충전소인 동시에 뜨거운 뉴욕의 열기를 식혀주는 온도조절기. 센트럴파크의 건설을 촉구하며 "여기에 공원을 짓지 않으면 몇 년 이내에 공원 면적만큼 정신병원이 들어서야 한다"고 했던 19세기 어느 기자의 혜안에 21세기 뉴요커들이 큰 빚을 진 셈이다.

휘둘리지 않는 근본적인 힘

타임스스퀘어 요가마라톤 참가자들은 요가를 시작하면서 일상의 전환점을 맞았다고 입을 모았다. 몸이 건강해진 것은 물론, 마음이 평온해졌다는 것이다. 그런가 하면 첼시에 모인 창조적인 사람들은 운동이야말로 창의력과 영감의 원천이라고 말했다. 고대인들이 사냥을 나가기 전에 제의를 지냈듯, 센트럴파크는 일터로 나가기 전에 저마다 운동으로 마음을 가다듬는 의식을 치르는 이들로 가득 차 있었다.

뉴욕의 심장인 타임스스퀘어, 예술해방구 첼시, 도시의 허파인 센트럴파크. 세 지역은 운동을 통해 연결되며 묘한 삼위일체를 이룬다. 이 견고한 삼위일체 속에서 21세기의 도시인을 구원할 조짐이 포착되었다. 유기체처럼 연결된 뉴욕 곳곳에서 운동은 신체 단련을 넘어 삶의 의미를 지탱하는 행위가 되고 있었다.

운동으로 쌓아올린 힘은 남을 이기기 위한 것이 아니다. 거대한 빌딩 숲속에서 살아남기 위해 스스로를 무장하는 방식도 아니다. 오히려 그것은 무장 해제된 몸으로, 한 번 더 심호흡하며 흔들리는 일상 속에서 나를 붙잡는 힘이다. 바쁜 출근길에도 여전히 느리게 숨을 고르고, 고요히 제자리를 찾는 사람들.

그들에게 운동은 자아를 복원하는 의식이며, 땀은 존재를 확인하는 흔적이다. 뉴요커들은 알고 있다. 무너지는 건 타인의 시선에 의해서가 아니라, 자기 안의 중심이 흔들릴 때라는 것을. 그래서 그들은 다시 걷고, 다시 뛰고, 다시 숨 쉰다.

휘둘리지 않기 위해, 매일 다시 자기 자신을 호출하는 시간. 그

것이 뉴욕이라는 거대한 도시 속에서 살아가는 가장 작지만 근본적인 힘이 된다.

어쩌면 뉴요커들에게 운동은 더 이상 현란한 도시 생활에 휘둘려 자신을 잃어버리지 않겠다는 자기최면일지도 모른다. 그리고 도시가 주는 스트레스에 정면 도전해 그 혼란 가운데서 오히려 행복과 자아를 찾으려는 새로운 다짐인지도 모른다. 모든 트렌드의 진원지인 뉴욕에서 다시 새로운 메시지가 전해지고 있다. 사막화된 도시에서 살아남고 싶다면, 혼란 속에서도 행복해지고 싶다면, 진정한 나를 찾고 싶다면, 운동하라.

바쁜 일상 속에서도
나를 지키는 힘

세상은 점점 더 빠르게 돌아가고, 우리의 삶은 그 속도에 휩쓸리며 정신없이 흘러간다. 업무, 인간관계, 경제적 부담, 그리고 끝없이 쏟아지는 정보의 홍수 속에서 우리는 종종 자신을 잃어버리곤 한다. 지치는 몸보다 먼저 무너지는 것은 감정의 리듬, 사고의 유연성, 나라는 감각이다.

바로 이 지점에서 운동은 신체적 활동을 넘어, 생리적 복원력을 작동시키는 기제가 된다. 최근 연구들은 꾸준한 움직임이 뇌의 보상 회로, 스트레스 조절 호르몬, 감정 처리 회로에 깊숙이 관여하며 우리가 일상 속 균형을 회복하도록 돕는다고 말한다. 그 핵심에는 세로토닌 같은 신경전달물질, 엔도르핀 같은 행복 호르몬, 그리고 BDNF와 같은 신경영양인자가 있다.

몸과 마음의 균형

우리의 뇌는 스트레스를 받으면 코르티솔이라는 호르몬 분비를 유도한다. 이 호르몬은 단기적으로는 생존을 위해 도움을 주지만, 장기적으로는 면역력을 약화시키고 우울증, 불안장애 등을 유발할 수 있다. 운동은 이러한 코르티솔 수치를 낮추고, 대신 엔도르핀과 세로토닌 같은 '기분 좋은' 호르몬을 분비시켜 준다.

하버드대학의 연구에 따르면, 규칙적인 운동은 우울증 증상을 30퍼센트 이상 감소시키는 효과가 있다고 한다. 이는 운동이 정신적 안정을 찾는 데에도 큰 역할을 한다는 것을 보여준다.

운동은 또한 우리에게 '마음챙김'의 시간을 선물한다. 요가, 태극권, 필라테스와 같은 마음챙김 운동은 몸의 움직임에 집중하면서 동시에 호흡과 마음을 가다듬는 활동이다. 미국 UCLA의 연구에 따르면, 마음챙김 운동은 스트레스 호르몬인 코르티솔을 감소시키고, 뇌의 해마(기억과 학습을 담당하는 부분)를 활성화시켜 인지 기능을 향상시킨다고 한다. 뉴욕 타임스스퀘어에서 매년 열리는 요가마라톤은 이러한 마음챙김 운동의 효과를 상징적으로 보여주는 사례다.

스웨덴은 '라곰 Lagom'이라는 철학을 바탕으로 삶의 균형을 중요시하는 문화를 가지고 있다. 라곰은 '적당함'을 의미하는 스웨

덴어로, 이들은 일과 휴식, 운동과 명상 사이의 균형을 유지하기 위해 노력한다. 스웨덴 정부는 국민 건강을 위해 매년 '스포츠 데이'를 운영하며, 직장인들이 근무 시간 중 운동을 할 수 있도록 독려한다. 이는 직장 내 스트레스를 줄이고 생산성을 높이는 데 큰 효과를 보이고 있다.

일본에는 '삼림치유Shinrin-yoku'라는 운동 문화가 있다. 우리 말로 그대로 번역하면 삼림욕이다. 숲을 걷는다는 개념에서 더 나아가 숲을 걸으며 명상한다는 의미를 포함한다. 삼림치유 또는 숲 치유인 셈이다. 이는 숲속을 걸으면서 자연의 소리와 향기를 느끼는 활동으로, 스트레스 해소와 면역력 강화에 탁월한 효과가 있다. 일본 국립보건원의 연구에 따르면, 숲 치유를 규칙적으로 실천한 사람들은 혈압이 낮아지고, 스트레스 호르몬 수치가 감소했다고 한다.

운동이 주는 가장 큰 선물, 나를 지키는 힘

우리는 종종 삶의 속도에 휩쓸려 자신을 잃어버리곤 한다. 하지만 운동은 우리에게 잠시 멈춰 서서 자신을 돌아볼 수 있는 시간을 선물한다. 이는 운동이 뇌의 기능에 미치는 영향을 통해 증명된다.

뇌과학적 관점에서 보면, 운동은 뇌의 구조와 기능을 변화시킨다. 예를 들어, 유산소 운동은 뇌의 해마를 자극해 기억력을 향상시키고, 신경세포의 연결을 강화한다. 이처럼 운동은 우리의 정신적 건강과 인지 기능을 전반적으로 개선하는 효과를 가져온다. 또한, 운동은 뇌의 전두엽을 활성화시켜 의사결정 능력과 집중력을 높이는 데도 기여한다.

세계 각국에서 운동을 통해 삶의 질을 높이고 있는 사례들은, 우리에게도 충분히 실천 가능한 메시지를 전해준다. 하루 30분만이라도 자신을 위한 시간을 내어 운동을 한다면, 아무리 정신없는 와중에도 중심을 잡고 살아갈 수 있을 것이다. 웰니스 관점의 운동은 나를 지키고 나아가 더 나은 삶을 만들어가는 강력한 도구다.

운동효과가 없는 당신, 무엇이 부족해서?

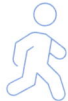

운동을 시작했는데도 별다른 변화를 느끼지 못한다면, 그 이유는 운동 자체가 아니라 뇌와 몸의 연결에 있을 수 있다. 뇌과학적 관점에서 보면, 운동은 근육을 강화하거나 체중을 줄이는 것을 넘어, 뇌의 구조와 기능을 변화시키는 강력한 도구다. 하지만 많은 사람들이 운동을 해도 기대한 효과를 보지 못하는 이유는 뇌와 몸의 조화를 이루지 못했기 때문이다.

왜 열심히 운동해도 성과가 없을까?

뇌는 보상 시스템을 통해 동기 부여를 유지한다. 운동을 시작할 때 초반에 느끼는 기쁨과 성취감은 도파민이라는 신경전달물질의 분비에서 비롯된다. 하지만, 시간이 지나면서 도파민 분비가 줄어들고, 운동에 대한 흥미가 사라지게 된다. 이는 뇌의 보상 시스템이 무너졌기 때문이다. 뇌과학적으로 보면, 도파민은 목표를 달성했을 때 분비되는 물질이다. 하지만 목표가 너무 크거나 달성하기 어려운 경우, 도파민 분비가 줄어들고 이는 동기 부여의 상실로 이어진다. 예를 들어, "3개월 안에 10킬로그램 감량"이라는 목표는 초반에는 동기 부여가 될 수 있지만, 달성하기 어려운 목표일 경우 오히려 스트레스를 유발하고, 결국 포기로 이어질 수 있다.

운동은 스트레스를 해소하는 데 도움을 주지만, 반대로 스트레스는 운동 효과를 방해할 수 있다. 뇌의 편도체는 스트레스를 감지하고, 이를 처리하기 위해 코르티솔을 분비한다. 코르티솔은 단기적으로는 생존을 위해 도움을 주지만, 장기적으로는 근육 분해를 촉진하고, 지방 축적을 증가시킬 수 있다. 또한, 스트레스는 뇌의 전두엽 기능을 저하시켜 의사결정 능력과 집중력을 떨어뜨린다. 이는 운동 계획을 세우고 실행하는 데 방해가 될 수 있다. 예를 들어, 스트레스를 많이 받는 상황에서 운동을 하면, 운동의 질이 떨어지고, 이는 운동 효과를 감소시킬 수 있다.

덧붙여 뇌는 가소성을 가지고 있어, 새로운 경험과 학습을 통해 변화할 수 있다. 운동은 뇌의 가소성을 자극해 기억력, 학습 능력, 인지 기능을 향상시킬 수 있다. 하지만 반복적인 동작에 그친다면, 뇌의 가소성이 충분히 자극되지 않을 수 있다. 예를 들어, 매일 같은 시간에 같은 강도로 똑같은 운동을 반복한다면, 뇌는 이를 익숙한 패턴으로 인식하고, 새로운 자극을 받지 못하게 된다. 이는 운동 효과를 감소시키는 원인이 될 수 있다.

뇌와 몸이 조화를 이루게 하라

첫째로, 뇌의 보상 시스템을 패턴화해야 한다. 뇌의 보상 시스템을 활성화하기 위해서는 작은 목표를 설정하고, 이를 달성했을 때의 성취감을 누리는 것이 중요하다. 예를 들어, "오늘은 30분 동안 걷자."와 같은 작은 목표를 세우고, 이를 달성했을 때 스스로를 칭찬하라. 이는 도파민 분비를 촉진해 동기 부여를 유지하는 데 도움을 줄 것이다. 또한, 목표를 달성했을 때의 보상을 설정하는 것도 좋은 방법이다. 예를 들어, 운동을 마친 후 좋아하는 음료를 마시거나, 영화를 보는 것과 같은 작은 보상을 설정하면, 뇌의 보상 시스템이 활성화되어 운동을 지속하는 데 도움이 될 것이다.

다음으로 스트레스 관리다. 스트레스는 운동 효과를 방해하는 주요 요인이다. 따라서, 스트레스를 관리하는 것이 운동 효과를 극대화하는 데 필수적이다. 명상, 심호흡, 요가와 같은 마음챙김 운동은 스트레스를 감소시키고, 뇌의 편도체 기능을 안정시키는 데 도움을 줄 수 있다. 덧붙여, 운동의 질을 높이는 것도 중요하다. 운동 전에 충분한 준비 운동을 하고, 운동 중에는 호흡에 집중하며, 운동 후에는 스트레칭을 통해 근육을 이완시키는 것이 중요하다.

그렇게 마지막으로 뇌의 가소성을 자극하는 것이다. 뇌의 가소성을 자극하기 위해서는 운동의 다양성을 높이는 것이 중요하다. 예를 들어, 유산소 운동, 근력 운동, 균형 운동을 조합하거나, 새로운 운동을 도입하는 것이 좋다. 이는 뇌에 새로운 자극을 제공해, 뇌의 가소성을 높이는 데 보탬이 되고, 운동 효과를 극대화하는 데 도움이 된다. 또한, 운동 중에 새로운 기술을 배우거나, 운동 환경을 바꾸는 것도 뇌의 가소성을 자극하는 한 방법이다. 예를 들어, 새로운 댄스 동작을 배우거나, 운동 장소를 바꾸는 것과 같은 작은 변화도 뇌에 새로운 자극을 제공할 수 있다.

운동으로 효과를 보지 못하는 당신에게 부족한 한 가지는 바로 '뇌와 몸의 조화'다. 뇌과학적 관점에서 접근하여 뇌의 구조와 기능을 변화시키는 것이 중요하다. 뇌의 보상 시스템을 활성화하고, 스트레스를 관리하며, 뇌의 가소성을 자극한다면, 당신도 운동의 효과를 분명히 느낄 수 있을 것이다.

시끌벅적한 세상 가운데에서
나를 찾다

"평화는 소음이나 문젯거리나 어려움이 없는 곳에 있다는 뜻이 아닙니다. 이 모든 것 속에서도 여전히 고요한 마음을 유지하는 일을 의미합니다."

타임스스퀘어 요가마라톤에 참가한 한 시민의 말이다. 빌딩 사이로 쏟아지는 네온사인과 끊이지 않는 경적 소리, 수많은 사람들의 발걸음 속에서도 요가를 통해 고요함을 유지한다는 것은, 현대인들이 일상에서 마주하는 스트레스와 압박 속에서도 여전히 마음의 안정을 찾을 수 있다는 희망을 전한다. 타임스스퀘어에서 실행하는 요가는 삶의 속도에 휩쓸리지 않고 스스로를 돌아보는 시간인 셈이다.

"요가를 배우지 않았다면 더 나은 실적을 위해 마치 럭비선수처럼 몸을 사리지 않으며 돌진했을 겁니다. 하지만 아침에 요가를 하고 출근하면 스트레스에도 능동적으로 대처할 수 있고, 사무실 사람들과의 관계도 윤택하게 유지할 수 있어요."

이제 막 치열한 생존경쟁에 뛰어든 23세 청년에게 요가는 자신의 생산성을 높이면서 타인과의 경쟁에서 몸과 마음을 지켜낼 수 있게 하는 컨트롤 장치이기도 하다.

오늘날 도시에서는 하루가 다르게 경쟁이 치열해지고 모든 순간이 아찔한 속도로 지나간다. 이러한 곳에서 생존해야 하는 인간에게는 이전 시대의 인간을 뛰어넘는 진화가 필요하다. 진화 과정에서 인간은 최악의 조건에서도 언제나 살아남을 방법을 찾아냈기에 생존할 수 있었다.

인간의 새로운 한계를 시험하는 현대의 도시 생활에서 뉴요커들이 발견한 돌파구 중 하나는 단연 운동이다. 그리하여 21세기 도시인들은 태양의 에너지가 가장 강하다는 하지에, 혼돈 속에서 살아나갈 생존의 에너지를 얻기 위해서 숨을 고르며 자신의 몸을 활짝 펼치고 있었다. 태양광 아래에서 혼신을 바쳐 춤추며 다산을 기원했던 자신의 선조들처럼.

CHAPTER 2

운동이 뇌를 바꾼다

기분이 바닥을 친다면?

뇌가 원래 설계된 방식대로 움직여라!

뇌는 운동을 위해 존재한다

뇌는 운동을 위해 태어났고, 운동을 위해 발달해왔다. 더 정확한 몸놀림을 위해 뇌가 진화했고, 똑똑해진 뇌가 몸에 더욱 복잡하고 효율적인 움직임을 명령했다. 우리의 뇌가 운동을 통해 최적화될 수 있는 근본적인 이유가 바로 여기에 있다.

식물과 동물의 가장 큰 차이는 '움직임'이다. 식물은 땅에 뿌리내려 움직이지 않는 생물이고, 동물은 움직이는 생물이다. 그리고 이 둘 사이에 또 다른 차이가 바로 '뇌'다. 움직이지 않는 식물에게는 뇌가 없지만 움직이는 동물에게는 뇌가 있다. 너무 당연한 이야기라고 생각할 수도 있다. 하지만 이것은 아주 중요한 사실이다. 움직임, 즉 '운동'과 '뇌'의 밀접한 상관관계를 보여주기 때문이다.

5억 4000만 년 전, 생명의 대폭발 속에서 원시적 뇌를 가진 생명체가 등장했다. 그 가운데 살아남은 플랑크톤은 작은 신경관을 만들어냈고, 이것이 인간 뇌의 원형이 되었다. 오늘날 모든 척추동물은 발생 초기, 길이 2밀리미터, 지름 0.2밀리미터 크기의 신경관을 만들고, 이를 성장시켜 뇌와 척수를 완성한다.

새는 날갯짓으로, 물고기는 꼬리치기로, 인간은 두 발을 교차해 걷는 것으로 자신이 척추동물임을 증명한다. 움직임은 우리 존재의 시작부터 새겨진 본성이다.

운동은 우리의 본성이다

오랫동안 인간은 초원을 누비는 사냥꾼이었다. 예민한 사냥감에게 들키지 않고 다가가기 위해 인간의 몸놀림은 섬세해졌다. 사냥감보다 빨리 달릴 수는 없어도 속도를 조절하며 그들을 뒤쫓을 수 있게 근육은 강해졌다. 이렇게 인간의 몸은 생존을 위한 움직임에 가장 적합하게 발달했다. 움직임은 한때 사냥으로 살아가던 인간의 유전자에 깊이 새겨진 본능인 것이다.

30년 가까이 움직이미 뇌에 미치는 영향을 연구해온 하버드대학교의 존 레이티 교수는 "우리 뇌는 움직이는 뇌 moving brain에서 진화했다."고 말한다.

인간은 생존을 위해 환경 변화에 반응하고, 그에 맞춰 움직여야 했다. 효율적인 움직임을 위해 전략을 세우고 계획하는 능력이 필요했다. 이 과정에서 뇌의 앞부분인 전두피질이 발달했다.

전두피질은 움직임을 계획하고 조정하는 기능을 담당하며, 이전 경험을 기억하고, 결과를 예측하는 능력을 함께 키워냈다. 기억과 예측은 더 효율적인 움직임을 가능하게 했고, 이는 결국 인간이 사고하고 계획하며 살아가는 고등동물로 진화하는 기반이 되었다. 움직임은 신체활동이라는 개념에 그치지 않는다. 뇌를 발달시키고 인간을 인간답게 만든 본질적인 진화의 동력이었다.

문명의 편리함 속에 잊혀진 본능

하지만 최첨단 문명 속에서 살아가는 인간에게 더 이상 초원의 사냥은 필요 없다. 인간이 농사를 짓기 시작하면서 사냥할 때만큼 뛰어다닐 필요가 없게 되었고, 산업혁명 이후에는 몸을 이용하는 일을 대부분 기계에 맡기게 되면서, 우리는 자리에 앉아 있기만 해도 생존할 수 있게 되었다. 오늘날 리모컨 하나, 음성 명령 하나로 우리는 몸을 거의 움직이지 않고도 하루를 살아간다. 그러나 이 편리함은 인간 진화의 순리를 거스른다. 움직이도록 설계된 몸과 뇌는, 움직임을 잃을 때 서서히 균형을 잃어간다.

"우리의 유전자에는 운동을 위한 코드가 새겨져 있습니다. 운동을 하지 않으면 우리는 5만 년 넘는 시간 동안 정교하게 맞춰온 생물학적 균형을 무너뜨리는 셈입니다."

존 레이티 교수의 말이다. 운동은 선택이 아니다. 인간으로서 인간답게 존재하기 위해, 우리는 유전자에 새겨진 본능, 뇌의 타고난 명령을 따라야 한다.

운동을 하면 기분 좋아지는 이유

존 레이티 교수는 2008년 《스파크: 운동과 뇌의 혁명적 신과학 Spark: The Revolutionary New Science of Exercise and the Brain》이라는 책을 출간하고, 운동에 대한 근본적인 개념을 다시 세울 것을 제안했다.

"운동이 몸에 좋다는 사실은 누구나 알고 있다. 살이 빠지고 몸매가 좋아지고, 건강이 개선된다는 사실은 굳이 강조할 필요조차 없다."

하지만 레이티 교수는 말한다.

"운동이야말로 뇌 건강에 필수적이다."

운동은 심장을 튼튼하게 하고 수명을 늘릴 뿐만 아니라, 뇌 기능을 향상시키고, 사고력과 판단력을 높이며, 스트레스 대응력까지 강화한다. 레이티 교수가 강조하는 운동의 핵심 효과는 이렇다.

"운동은 뇌를 조절하고, 새롭게 형성하는 힘이다."

레이티 교수가 강조하는 운동의 핵심적인 효과는 '운동이 뇌를 조절하고 새롭게 형성한다는 것'이다.

15년 전 연구를 위해 보스턴에 온 레이티 교수는 당시 마라톤에 열광하는 사회 분위기를 인상 깊게 지켜보았다. 1990년대 초반 미국에서는 운동과 엔도르핀에 관한 수많은 연구가 진행되고 있었다. 우리나라에서도 이상구 박사의 엔도르핀 강의가 큰 인기를 끌 무렵이었다. 달리기를 할 때 엔도르핀이 분비되면서 쾌감이 증가한다는 이야기에 모든 사람들이 열을 올릴 때, ADHD(주의력 결핍 과잉행동 장애) 치료를 연구하고 있던 레이티 교수는 운동이 정신영역에 미치는 영향이 단순히 '기분 좋아지는 것'에 그치지 않으리라 짐작했다. 이후 본격적으로 뇌와 운동의 상관관계를 연구하기 시작했다.

레이티 교수에 따르면, 운동 중 기분이 나아지는 진짜 이유는 운동이 엔도르핀을 분비시키기 때문만은 아니다. 뇌의 기능 자체를 향상시키기 때문이다.

운동이 뇌를 어떻게 변화시킬까?

그가 설명하는 첫 번째 메커니즘은 이렇다. 운동은 사고와 감정을 조절하는 신경전달물질의 분비를 촉진하고, 그 균형을 조율한다. 인간은 공포 영화를 보면 오싹한 두려움을 느끼고, 아름다운 사람을 보면 가슴 설레는 감정을 느낀다.

우리는 이런 감정들이 복잡한 정신작용의 결과라고 생각하지만, 사실 이 모든 것은 뇌 속 신경 세포(뉴런) 사이의 미세한 틈에서 분비되는 신경전달물질의 작용이다.

도파민, 세로토닌, 노르에피네프린 같은 신경전달물질이 순간순간 우리의 감정과 기분을 만들어낸다. 결국, 우리의 마음 역시 화학물질의 정교한 오케스트라에 의해 조율되고 있는 셈이다.

신경전달물질의 조화

인간의 뇌에는 약 1000억 개에 달하는 신경세포가 존재한다. 이 신경세포들은 기억과 학습, 감정과 마음이라는 고도의 정신 활동을 담당한다. 특징적인 점은 신경세포들이 서로 직접 정보를 주고받으며 소통한다는 것이다. 신경세포는 중심부인 '세포체', 신호를 전달하는 기다란 '축삭', 다른 신경세포의 신호를 받아들이는 '수상돌기'로 구성된다. 신경세포들은 축삭과 수상돌기를 통해 빠르게 정보를 주고받지만, 두 세포는 직접 맞닿아 있지 않고, '시냅스synapse'라 불리는 미세한 틈을 사이에 두고 존재한다. '시냅스'는 그리스어로 '이음새'를 뜻하는데, 이 틈을 건너 정보를 전달하는 메신저가 바로 신경전달물질이다.

현재까지 발견된 신경전달물질은 40종 이상이며, 그중에서도 세로토닌, 노르에피네프린, 도파민은 특히 뇌 기능과 감정 조절에 핵심적인 역할을 담당한다. 이 세 가지 신경전달물질은 전체 신경세포 중 단 1퍼센트 정도만 생성되지만, 다른 신경전달물질의 분비를 조절하고, 수상돌기의 민감성을 조정하며, 신경계 전반의 정보 흐름을 관리한다.

세로토닌은 감정과 충동, 공격성 조절에 관여하여 기분을 안정시킨다. 의욕이 넘치거나 평온함을 느낄 때 세로토닌이 활발히 작용하며, 반대로 부족하면 불안이나 우울증, 강박장애로 이어질 수 있다.

노르에피네프린은 주의력과 각성, 동기 부여를 담당한다. 시험을 앞두고 긴장하거나 위기 상황에 처했을 때, 노르에피네프린이 분비되어 신체를 빠르게 각성시킨다.

도파민은 학습과 보상, 집중력을 담당하며, 성취감이나 사랑에 빠진 설렘 같은 감정을 이끌어낸다. 그러나 과도하게 분비될 경우 정신질환과 관련되기도 한다.

이 세 가지 신경전달물질은 뇌 속 신경화학물질의 균형을 유지하는 데 필수적이다. 분비에 이상이 생기면 감정 조절 장애뿐 아니라 수면장애, 식습관 문제 등 신체 전반에 부정적인 영향을 미칠 수 있다. 운동은 이 세 가지 신경전달물질의 분비를 촉진하고 균형을 맞춤으로써, 신경계의 건강을 지키는 데 중요한 역할을 한다.

가벼운 움직임도 뇌를 변화시킨다

레이티 교수에 따르면, 운동은 강도나 양에 관계없이 신경전달물질 분비를 촉진할 수 있다. 굳이 러너스 하이를 경험할 만큼 오래 달리지 않아도 된다. 가벼운 산책만으로도 운동 후 상쾌함을 느끼는 것은 운동 중 뇌 속에서 신경전달물질이 활발히 분비되기 때문이다. 하루 한 시간 정도, 최대 심박수의 55~65퍼센트 수준의 느긋한 속도로 걷기만 해도, 몸은 지방을 연소시키면서 혈액 속 트립토판 농도를 높인다. 트립토판은 세로토닌 합성에 필요한 필수 아미노산이다. 이것이 운동이 감정 조절과 우울증 개선에 도움이 되는 과학적 메커니즘 중 하나다. 또한, 운동은 단일 신경전달물질만을 조정하는 것이 아니라 세로토닌, 노르에피네프린, 도파민 등 주요 물질들의 전체적인 균형을 함께 조율한다.

신경정신과 약물은 주로 한두 가지 물질만을 조정하지만, 운동은 복합적인 조화를 이루어 뇌의 균형을 보다 자연스럽게 회복시킨다. 이로 인해 운동은 부작용 없이 정신 건강을 증진하는 가장 안전하고 효과적인 방법 중 하나로 주목받고 있다.

달릴 때 느끼는 몽롱한 행복감, 러너스하이

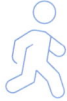

달리는 고통 뒤에 찾아오는 고요한 기쁨인 러너스하이 runner's high의 메커니즘을 두고 그동안 여러 주장이 있었다. 베타-엔도르핀의 영향이라는 주장이 가장 우세했지만 오피오이드 펩티드나 체내 젖산 누적에 따른 보상작용이라는 다양한 이견도 제기되어왔다.

2007년 뮌헨공과대학교 헤닝 뵈커 Henning Böker 교수의 연구팀은 러너스하이가 운동 중 생성된 베타-엔도르핀의 영향이라는 것을 최초로 과학적으로 입증하는 데 성공했다.

고통을 넘어 몰입의 세계로

연구진은 열 명의 육상선수를 대상으로 장거리 달리기 전후 뇌를 단층촬영했다. 특수한 방사성 물질을 주입해 진통물질 수용체의 변화를 관찰한 결과, 달리기 후 수용체와 방사성 물질 결합이 현저히 줄어든 것으로 나타났다. 이는 베타-엔도르핀이 대량 분비되어 수용체와 결합했음을 의미했다.

실험 결과, 운동 중 베타-엔도르핀의 분비량은 평소보다 다섯 배 이상 증가했다. 이 효과는 일반 진통제보다 수십 배 강력하여, 마라토너들이 근육 피로나 관절 통증을 견디게 하는 원동력이 된다.

이 연구는 러너스하이의 메커니즘을 밝히는 것을 넘어, 운동이 뇌에 미치는 긍정적인 영향을 과학적으로 입증한 중요한 사례다. 베타-엔도르핀은 단순히 진통 효과를 넘어, 기분을 좋게 만들고 스트레스를 해소하는 데도 큰 역할을 한다. 이는 운동이 육체적 건강뿐만 아니라 정신적 안정에도 도움을 준다는 것을 보여준다.

러너스하이는 마치 명상을 하듯 내면의 평화를 찾는 순간을 선사한다. 이는 운동이 주는 최고의 몰입감을 상징하며, 이를 통해 우리는 일상의 스트레스와 고민을 잠시 잊을 수 있다. 러너스하이를 경험한 사람들은 종종 "시간이 멈춘 듯한 느낌"이나 "마치 공중에 떠 있는 듯한 기분"을 묘사한다. 이는 몸과 마음이 완전히 하나로 어우러지는 순간으로, 운동을 통해 깊은 내면의 평화를 느낄 수 있는 이유이기도 하다.

러너스 하이가 선물하는 삶의 전환

유명 마라토너이자 작가인 제프 갤로웨이 Jeff Galloway는 러너스하이를 이렇게 표현했다.

"달리기를 하다 보면, 어느 순간 모든 것이 사라지고 나만이 남아 있는 듯한 느낌이 든다. 이 순간은 마치 명상을 하듯 고요하고 평화롭다. 내면 깊은 곳에서 오는 기쁨을 느낄 수 있다."

러너스하이는 삶의 방향을 바꾸는 전환점이 되기도 한다. 〈뉴욕 타임스 NewYork Times〉는 마라토너 사라 홀 Sara Hall의 사례를 소개했다. 그녀는 2015년 뉴욕 마라톤에서 러너스하이를 경험한 뒤, 우울증을 극복하고 삶에 대한 태도가 긍정적으로 변했다고 밝혔다.

〈가디언 Guardian〉이 소개한 일본 직장인 다카시 또한 매일 아침 5킬로미터 달리기를 통해 "명상을 하듯 고요함을 느끼고 하루를 시작하는 에너지를 얻는다."고 말했다.
  러너스하이를 통해 얻는 효과는 운동을 통한 신체 단련 이상으로, 몸과 마음 모두를 치유하는 깊은 울림을 선사한다. 그것은 바쁘고 혼란스러운 일상 속에서도 다시 자기 자신을 호출하는 조용한 순간이다.

운동이 뇌세포를
새로 만든다

우리는 모두 운동이 건강에 좋다는 사실을 잘 알고 있다. 과학자들은 이제 운동이 뇌의 구조와 기능을 근본적으로 바꿀 수 있다는 사실을 하나둘씩 밝혀내고 있다.

특히 2010년대 중반 이후 이루어진 연구들은 흥미로운 결론을 내놓았다. 운동이 뇌에서 새로운 신경세포를 직접 만들어내고, 이를 통해 인지 기능과 정신 건강을 개선한다는 것이다. 기억과 학습을 담당하는 해마에서 신경세포가 새롭게 태어나고, 그 결과 기억력이 향상되며, 심지어 우울증과 불안 증상까지 완화될 수 있다는 연구들이 2018년 전후로 본격적으로 쏟아졌다.

다시 말해 운동이 뇌에 작용하여 마음에까지 영향을 미친다는 사실을 보여준다. 운동은 뇌를 젊고 유연하게 유지하는 가장 확실한 방법 중 하나다. 그렇다면, 운동은 도대체 어떻게 뇌를 바꿔놓는 걸까?

신경세포 재생의 비밀

오랫동안 우리 뇌의 신경세포는 한번 손상되면 재생이 불가능한 것으로 여겨졌다. 하지만 최근 연구들은 이 통념을 깨뜨렸다. 쥐 실험을 통해 뇌에 새로운 신경세포가 생성되는 것이 확인되었고, 이어 인간의 뇌에서도 해마 영역에서 매일 400~1,000개의 새로운 신경세포가 생성된다는 결과가 발표되었다.

콜롬비아대학교 스콧 스몰 Scott Small 교수 연구팀은 운동이 인간의 신경세포 생성을 촉진한다는 사실을 최초로 입증했다. 스몰 교수와 그의 동료인 프레드 게이지 교수는 《미국국립과학원회보》를 통해, 운동이 뇌의 해마 속에 있는 '치아 이랑 dentate gyrus'이라는 영역에 새로운 뇌세포의 생성을 유발한다는 연구 결과를 발표했다.

스몰 교수 연구팀은 3개월 동안 유산소운동 실험에 참가한 사람들의 뇌를 특수 fMRI(기능성 자기공명영상) 기계로 촬영해 신경세포가 생겨난 증거를 포착하는 데 성공했다. fMRI 촬영 결과, 운동을 한 사람들 뇌의 치아 이랑에 모세혈관이 30퍼센트가량 증가한 것이 드러났다. 새로운 신경세포가 생성되어 여기에 혈액을 공급하기 위해서 모세혈관이 늘어난 것이다. 실험 결과, 운동을 한 후에는 치아 이랑의 혈류량 수준이 운동 전에 비해서 두 배가량 증가한 것으로 나타났다(그림 01 참고). 해마의 치아 이랑은 기억력과 밀접한 관련을 지닌 곳으로, 나이가 들면서 가장 먼저 쇠퇴해 노화성 기억력 감퇴에 영향을 준다고 알려져 있다.

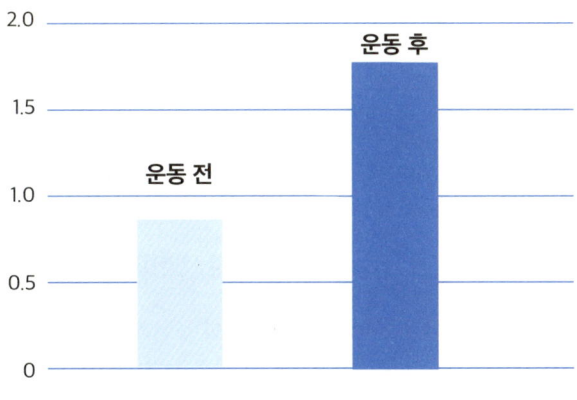

그림 01. 운동 전후 해마 치아 이랑에 나타난 혈류량의 변화

이는 운동이 새로운 신경세포의 생성을 촉진할 뿐 아니라, 그 세포들이 살아남아 성장할 수 있는 환경을 조성한다는 것을 의미한다.

새로 태어난 신경세포를 살리는 방법

　스몰 교수 연구팀이 운동이 새로운 신경세포의 생성을 촉진하는 촉매제라는 사실을 확실하게 입증한 후, 뇌과학자들은 운동이 새로 생겨난 신경세포의 꾸준한 성장도 돕는다는 사실도 추가적으로 밝혀내고 있다.

　새로 만들어진 신경세포가 제 기능을 다하기 위해서는 소멸하지 않고 계속 성장해 기존의 네트워크에 융합해야 한다. 신경세포들은 아직 어떻게 자라날지 모르는 줄기세포의 형태로 태어나는데, 살아남기 위해서는 약 28일 내에 각자의 역할을 찾아야 한다. 하지만 안타깝게도 대부분의 신경세포는 할 일을 찾기 전에 소멸한다. 신경세포가 새로 만들어져도 쉽게 죽어버린다면 아무 소용이 없다. 그러므로 생성된 신경세포가 살아남게 하려면 풍요로운 환경을 만들어 자극을 주어야 한다.

　운동은 신경세포의 생성을 촉진할 뿐 아니라, 새로 태어난 신경세포가 소멸하지 않고 성장하도록 돕는다. 레이티 교수가 운동이야말로 우리 뇌 기능을 향상시키는 가장 강력한 방법이라고 주장하는 이유도 바로 여기에 있다.

머리를 맑게 하는 가장 확실한 방법

더 똑똑해지려는 인간의 욕망은 아주 오래전부터 이어져왔다. 고대 그리스인들은 기억력을 높이기 위해 레몬향을 맡았고, 인도의 아유르베다 의학은 허브를 복용해 두뇌를 활성화하려 했다. 오늘날에도 이 욕망은 여전하다.

미국에서는 연간 21억 달러를 두뇌강화 영양제에 쏟아붓고 있으며, 알츠하이머 예방을 기대하며 은행나무 추출액에만 연간 거의 10억 달러를 투자하고 있다고 한다. DHA가 좋다는 연구 결과가 발표되면 참치가, 오메가-3가 두뇌에 좋다고 알려지면 연어가 불티나게 팔린다.

하지만 이제 확실히 밝혀졌다. 뇌를 맑게 하고 기능을 강화하는 가장 저렴하고, 가장 확실하며, 부작용 없는 방법은 바로 운동이다. 운동은 뇌의 신경세포 생성을 촉진하고, 새로운 세포들이 살아남아 신경망에 통합되도록 돕는다. 이 과정에서 기억력과 학습 능력, 감정의 회복탄력성까지 향상된다.

운동이야말로 우리에게 가장 강력하고 자연스러운 두뇌 강화제다.

기적의 성장 물질, BDNF

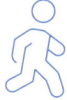

운동은 어떻게 새로운 뇌세포를 만들어내고 그 성장을 도울까? 해답은 '성장인자'라고 불리는 물질 속에 있다. 성장인자는 세포의 다양한 활동을 관리하는 소형 단백질로, 세포가 성장하고 결합하는 것을 도와주며 새로운 줄기세포가 신경세포로 바뀌는 데 비료 역할을 한다. 또한 세포를 젊고 활기차며 풍성하게 만들어 외부 환경의 어떠한 요구에도 잘 대응할 수 있도록 한다. 운동은 이런 성장인자의 분비를 촉진해 새로운 신경세포를 만들어낸다.

대표적인 성장인자는 BDNF_{brain-derived neurotrophic factor}라고 불리는 '뇌 유래 신경 성장인자'다. BDNF는 뇌세포의 성장과 건강 유지를 돕고 스트레스로부터 뇌세포를 지켜주며, 자체적으로 항

우울제·항불안제의 역할까지 한다. 존 레이티 교수는 이 성장인자를 '기적의 성장제 miracle gro'라고 부른다. 현재까지 밝혀진 바로 이 BDNF를 증가시키는 가장 강력한 방법은 운동이다.

1990년대까지만 해도 BDNF 연구는 10여 건에 불과했다. 하지만 BDNF가 '기적의 성장 물질'로 알려지면서 관련 논문은 급격히 늘어 2008년 5,400편을 넘어섰고, 현재는 5만 편 이상이 등록되어 있다. 세계 유수의 제약회사들이 BDNF를 인공적으로 만들어 약으로 개발하려 했지만 아직 성공하지 못했다. 운동만이 확실하게 BDNF를 늘릴 수 있는 방법이다.

"1995년 이래 BDNF를 늘릴 수 있는 방법 중 운동만큼 확실한 것은 없습니다."

존 레이티 교수의 말이다. 운동을 하면 혈액순환이 촉진되면서 시냅스 근처에 저장되어 있던 BDNF가 방출된다. 이 BDNF는 새로운 신경세포의 생성과 성장을 돕고, 시냅스 연결을 강화하며, 신경전달물질의 분비를 촉진한다. 뇌를 건강하게 만드는 기적의 작용이 일어나는 것이다.

운동 직후 수학공식이나 외국어 단어를 외운다면, BDNF의 작용 덕분에 정보가 훨씬 쉽게 뇌에 각인될 수 있다.

활력을 높이는 주요인자

BDNF 외에도 운동은 다양한 성장인자들을 활성화시킨다. IGF-1(인슐린 유사 성장인자), VEGF(혈관 내피세포 성장인자), FGF-2(섬유아세포 성장인자). 이 성장인자들은 혈액-뇌 장벽을 통과해 뇌로 들어가고 BDNF와 함께 뇌의 학습 시스템을 가동시킨다.

IGF-1은 원래 인슐린과 함께 작용하지만, 뇌에서는 신경전달물질은 세로토닌과 글루탐산염 생성을 돕는다. 이 덕분에 신경세포 간 연결이 강화되고 기억력이 향상된다.

VEFG는 새로운 모세혈관을 만들어 뇌와 몸에 더 많은 연료를 공급하게 하고, 뇌에 필요한 분자들의 출입을 조절한다.

FGF-2는 기억이 형성되는 과정인 장기증강 long-term potential, LTP에 중요한 역할을 한다.

결국, 운동은 뇌 속에 새로운 신경망을 구축하고 활성화하는 것이다.

한 달이라도 꾸준함은 성과가 된다

대한민국의 직장인 다섯 명을 대상으로 4주간의 짧은 운동 실험을 했다. 4주, 그 한 달 동안 우리는 어떤 변화를 확인할 수 있을까?

한 교육업체의 협조를 받아, 운동량이 부족하고 스트레스가 높은 직원 100명을 대상으로 설문조사를 실시했다. 그중에서 운동을 거의 하지 않았고, 내근이나 영업 업무로 인해 스트레스가 높다고 답한 다섯 명이 실험 대상자로 선발되었다. A씨, B씨, C씨, D씨, E씨. 나이도 성별도 직종도 조금씩 다른 이들이었지만, 공통점은 분명했다. 피로했고, 지쳐 있었으며, 스스로를 챙길 겨를이 없었다.

실험은 단순했다. 주 3회 이상, 하루 30분 이상 운동하고, 가능한 한 유산소와 근력운동을 함께 진행하는 것. 기존의 생활습관은 최대한 유지하되, 음주나 야식은 자제하기로 했다. 실험 전후로는 신체 능력과 심리 상태를 측정했고, 개개인에 맞춘 운동 프로그램이 설계되었다.

A씨는 네 아이의 아버지였고, 기러기 아빠였다. 서울 발령 후 가족과 떨어져 혼자 살며 불규칙한 생활을 이어왔다. 해병대 출신으로 누구보다 강한 체력을 자부했지만, 그건 이미 20년 전 이야기였다. 그는 스트레스가 심할 땐 혼자 음악을 듣거나 영화를 보며 감정을 눌렀다. 하지만 마음속엔 분명 위기감이 있었다. "이러다 큰일 나겠구나." 다가오는 쉰을 앞두고 그는 체력을 되찾고 싶다고 말했다.

B씨는 유일하게 '운동을 좋아한다'고 답한 참가자였다. 하지만 그것도 주말에 간간이 치는 배드민턴이나 등산 정도였다. 일주일 세 번 이상 운동한 기억은 까마득했고, 체중은 스트레스에 따라 오르내렸다. 내향적인 성격 탓에 감정을 삭이는 일이 잦았고, 스스로도 스트레스 관리가 어렵다고 했다. 그는 이 실험을 통해 꾸준한 운동 습관을 만들어보고 싶다고 조심스럽게 말했다.

C씨는 늘 시작은 잘하는 사람이었다. 축구 동호회도 가입했고, 폼 나는 등산복도 샀으며, 헬스클럽 회원권도 끊었다. 하지만 바쁜 업무와 회식, 육아의 현실 앞에 운동은 늘 뒷순위로 밀렸다. 자

신을 돌아보는 건 매일 밤 늦게, 샤워 후 거울 앞에 섰을 때였다. "이제는 정말 시작해야 한다." 그는 뱃살을 줄이겠다고, 쫄티를 입겠다고 말했다. 어쩌면 그건 몸의 변화보다 자신감에 대한 바람이었을지 모른다.

변화를 통한 성취를 맛보다

참여자들의 상태는 예상보다 좋지 않았다. 유연성 검사를 하자 0 이하의 수치가 나온 이도 있었고, 복부 근력이나 심폐지구력에서도 낙제점을 받은 사람이 적지 않았다. 그들은 운동을 통해 변화하고 싶었지만, 스스로에게조차 자신이 없었다.

그러나 4주 후, 예상치 못한 결과가 나타났다. 피험자 전원의 체중과 체지방률이 눈에 띄게 감소했고, 근력과 유연성, 심폐기능 모두에서 유의미한 향상이 나타났다. 복부비만, 고혈압, 저체력으로 고민하던 이들의 몸이 회복되기 시작한 것이다. 특히 고밀도지단백(좋은 콜레스테롤)의 수치가 평균 18.6퍼센트 증가하고, 중성지방은 절반 가까이 감소했다. 혈압과 심박수는 안정되었고, 일부 피험자에겐 면역기능을 나타내는 자연살해세포(NK cell)의 수치가 두 배 이상 증가하는 현상도 확인되었다.

하지만 무엇보다 인상 깊었던 건 심리적인 변화였다. B씨는 실험 전 누구보다 자기 평가가 낮았다. 체력도, 외모도 자신이 없었다. 그런데 4주 후 그는 셔틀런에서 1등을 했고, 직장 동료들도 그의 변화를 인정해주었다. "지금은 나도 할 수 있다는 느낌이 든다."고 그는 말했다.

C씨는 "운동이 이토록 확실한 변화의 계기가 될 줄 몰랐다."고 했다. 과거엔 지시가 떨어지면 불안이 먼저였지만, 지금은 "나 자신을 믿어볼 수 있다."는 생각이 든다고 했다. 30대 초반인 D씨는 예전엔 계단 하나 오르기도 숨이 찼다. 지금은 몸이 가벼워지고, 강아지와 함께 걷는 시간도 즐거워졌다.

입사한 지 5개월 차였던 E씨는 참가자 중 가장 나이가 어렸다. 처음엔 귀찮기만 했던 운동이, 점점 습관이 되었다고 했다. 오전에 뛰면 하루가 상쾌했고, 저녁에 뛰면 온종일의 피로가 정리되는 느낌이었다. 무엇보다도, 몸이 바뀌니 마음도 바뀌었다. 활력이 돌고, 표정이 달라졌다. 참가자 모두가 말했다. 운동을 하며 삶이 조금씩 다시 살아나기 시작했다고.

이 짧은 4주의 실험은, 단지 몸의 변화만을 보여준 것이 아니었다. 다섯 명 모두가 자신을 조금 더 소중히 대하게 되었고, 삶의 주도권을 되찾고자 하는 의지를 키워냈다. 몸을 돌보는 일이 결국 자기 자신을 존중하는 일이라는 걸, 그들은 실감했다. 그리고 그 깨달음은, 일터에서의 성과나 가족과의 관계, 그리고 스스로에 대한 믿음으로 이어졌다. 운동은 때로 그 어떤 조언보다 빠르고 확실하게 삶을 바꾼다. 그들이 그렇게 증명해주었다.

그들을 성공으로 이끈
운동의 비밀은 과연 무엇인가?

　　　　　　　　미국의 50번째 주 하와이에 살던 흑인 꼬마 배리는 농구를 사랑했다. 점심시간이나 쉬는 시간이면 언제나 농구공을 손에 들고 있었고, 방과 후에는 어김없이 농구코트에 있었다. 저돌적인 플레이 때문에 친구들은 그를 '폭격기bomber'라는 별명으로 불렀고, '폭격기 배리'는 1979년 주 대회에서 모교에 우승컵을 안겨주었다. 그로부터 30년이 지난 지금, 그는 하와이를 떠나 워싱턴에 살고 있으며 이제는 '배리'라는 이름 대신 '미국 최초의 흑인 대통령 버락 오바마'라는 이름으로 불리고 있다.

　이제는 전 세계의 주목을 받게 된 오바마에게 변하지 않는 것은 도전을 두려워하지 않는 정신, 그리고 스포츠에 대한 열정이다. 백악관에 들어가면 뒤뜰에 농구코트를 만들겠다고 선언한 바 있는 오바마. 그는 밥 먹을 시간조차 없는 선거운동 기간에도 하루 90분씩, 거의 매일 헬스클럽에서 운동을 하며 보좌관으로부터 그날의 일정을 보고받았다. 체력의 한계를 시험하는 살인적인 선거운동 기간 중에도 오바마가 낙천적인 웃음을 잃지 않을 수 있었던 원동력은 운동으로부터 나왔다.

오바마뿐만이 아니다. 전 세계 지도자들 중에서 운동광을 찾아보기란 어렵지 않다. 아소 다로 전 일본 총리는 클레이사격선수로 1976년 몬트리올올림픽에, 후안 카를로스 스페인 국왕은 요트선수로 1972년 뮌헨올림픽에 출전했다고 한다. 모나코 국왕 알베르 2세는 왕자 시절 봅슬레이선수로 다섯 차례나 동계올림픽에 출전했으며, 유도선수 출신인 블라디미르 푸틴 러시아 총리가 상트페테르부르크 시 챔피언에 올랐던 사실은 널리 알려져 있다. 니콜라 사르코지 프랑스 대통령 역시 당선 이튿날부터 반바지 차림으로 새벽 조깅을 즐겼을 정도로 유명한 운동광이며, 여전히 휴가지에서나 해외 순방지에서도 조깅만큼은 일과표에서 빼지 않는다고 한다.

한 기업의 운명을 좌우하는 최고경영인에게도 운동은 이제 필수적인 일과가 되었다. 경영자상을 수상한 어느 초로의 외국 CEO가 시상식장에서 수상 소감 대신 손가락만 짚고 팔굽혀펴기 시범을 보인 것은 유명한 일화다. 그는 팔굽혀펴기 시범을 마친 후 "CEO가 할 일은 빠르고 정확한 의사결정과 비전 제시"라며, "몸이 건강해야 정신이 맑아지고 두뇌회전도 빨라져 정확한 판단을 내릴 수 있다."고 강조했다.

성공적인 삶을 위해 운동이 필수라는 것은 자기관리에 철저한 정치인이나 경영인만의 이야기가 아니다. 미국 언론으로부터 현존 최고의 비올리스트 중 한 명이라는 격찬을 받은 음악가 리처드 용재 오닐, 대중의 무한한 사랑을 받으며 만화를 예술의 경지로 끌어올린 만화가 허영만도 모두 운동으로부터 창의적인 에너지를 얻는다고 입을 모았다. 오늘날 자기 분야에서 성공한 사람들 대부분은 일과에 반드시 운동을 포함시키고 있다. 열정과 창조성을 쉼 없이 발휘하는 사람들이 운동에 매진하는 것은 어제 오늘의 일이 아니다. 대부분의 사람들은 위대한 문학 작품이나 철학 저서들이 골방에서 태어났을 거라고 상상하지만, 이는 어디까지나 편견이다. 철학자 알베르 카뮈는 축구광이었고, 소설가 헤밍웨이는 아마추어 복싱선수였다.

예술가, 경영인, 대학교수, 연예인, 나아가 국가의 수장까지 운동을 즐긴다. 운동은 건강을 위한 투자를 넘어 마치 그들만이 공유하는 성공의 열쇠처럼 보인다.

CHAPTER 3

운동으로 살아갈 기적을 만들다

몸을 움직이면서 우리는 건강만이 아니라

삶의 균형을 되찾아간다.

과학이 말하는 운동과 건강의 인과관계

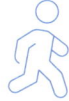

예부터 운동이 최고의 보약이라는 말을 흔히 해왔지만, 운동이 질병을 예방하고 사망률을 낮춘다는 것이 과학적으로 입증된 지는 그리 오래되지 않았다. 1990년대 들어서야 운동이 여러 질병들의 위험을 낮춘다는 사실이 다양한 실험을 통해 증명되고 권위 있는 기관들을 통해 발표되었다.

WHO(세계보건기구)는 신체활동 부족이 사망과 장애의 10대 원인 가운데 하나라고 보고하고 있다. 매년 전 세계에서 약 300만 명 이상이 운동 부족으로 사망하며, 각국의 성인 가운데 60~85퍼센트가 건강에 이로울 만큼 충분한 신체활동을 하지 못하고 있는 것으로 조사되었다.

미국 보건복지부는 2018년, 《미국인을 위한 운동 가이드라인

Physical Activity Guidelines for Americans, 2nd edition》을 발표했다. 2020년대 들어 신체활동과 건강에 관한 연구는 더욱 심화되었으며, 특히 코로나19 팬데믹 이후 운동의 중요성이 더욱 강조되고 있다. 이 가이드라인은 스포츠의학과 공공보건 연구의 최신 성과를 집대성한 '운동 권장 기준의 결정판'으로 평가받고 있다. 이 보고서에 따르면 정기적인 운동은 암, 고혈압, 심혈관계 질환, 당뇨병, 대사증후군 등 다양한 질병의 발병 위험을 줄이고, 질병에 의한 사망률을 낮추며, 삶의 질을 높인다. 이는 누구에게나 익히 알려진 상식일 것이다. 그럼에도 불구하고 이 보고서가 특별한 의미를 갖는 까닭은 최신 연구 결과를 종합적으로 비교 검토함으로써 운동과 건강 사이에 과학적 인과관계가 있음을 명확하게 정리하고 공식화했기 때문이다. 운동을 하면 건강해진다는 것이 막연한 기대나 상투적인 조언이 아니라, 과학적으로 검증된 사실임을 다시 한번 확인시켜준 것이다. 다음은 그 내용이다.

조기사망

운동이 심장병, 암, 제2형 당뇨병 등 주요 질환뿐 아니라 조기 사망의 위험을 낮춘다는 사실이 강조되었다. 특히, 1주일에 최소 150~300분의 중강도 유산소운동을 실천하는 성인은 운동을 하지 않는 사람들에 비해 조기 사망 위험이 33퍼센트까지 낮아지는 것으로 나타났다. 또한, 운동 시간이 늘어날수록 사망률 감소 효과는 더욱 커지는 비례 관계를 보였다. 이 가이드라인은 고강도 운동도 효과가 있음을 인정하고 있으나, HIIT(고강도 인터벌 트레이닝)과 같은 특수한 운동 방식에 대한 구체적 언급은 포함되어 있지 않다. 다만, 심폐 지구력 향상과 생존율 제고에는 다양한 형태의 유산소 운동이 효과적이라는 점은 명확히 제시되어 있다.

심혈관계 건강

운동이 건강에 미치는 효과와 관련해 가장 많은 연구가 이루어진 분야는 역시 심혈관계다. 걷기, 달리기, 자전거 타기 같은 유산소운동을 정기적으로 하는 사람들은 그렇지 않은 사람들에 비해 심혈관계 질환을 앓는 비율이 현저히 낮다.

또한, 정기적으로 운동하는 사람들은 혈압이 낮고, '좋은 콜레스테롤'인 고밀도지단백질 HDL의 수치가 높아서 심장병과 뇌졸중을 앓는 비율이 낮다. 최근 연구에서는 하루 30분의 유산소운동만으로도 심혈관계 질환 위험을 크게 줄일 수 있다는 사실이 밝혀졌다.

지침에서는 운동의 빈도보다 일관성이 더 중요하며, 작은 양이라도 규칙적인 활동이 누적되면 건강상 이점을 제공한다고 강조한다.

대사증후군

대사증후군은 고혈압, 복부비만, 고지혈증, 고밀도지단백질의 부족, 인슐린저항성 등으로 생기는 복합 질환이다. 규칙적인 운동은 대사증후군과 제2형 당뇨병의 위험을 강력하게 낮춘다. 이미 제2형 당뇨병을 가진 사람이라도 운동을 하면 혈당 수준을 조절하는 데 도움이 된다. 최근 연구에서는 운동이 인슐린 감수성을 높이고, 체내 지방 분해를 촉진하여 대사증후군 예방에 효과적이라는 사실이 추가로 입증되었다.

근골격계 건강

규칙적으로 운동하면 노화 과정에서 자주 발생하는 골밀도 감소를 늦출 수 있다. 노인에게 낙상이나 엉덩이골절은 큰 타격을 주는 심각한 부상이다. 가이드라인에서 강조하듯, 1주일에 최소한 150분에서 300분까지 운동하는 노인들은 부상을 입는 비율이 낮은 것으로 조사되었다. 규칙적인 운동은 계단 오르내리기, 걷기 같은 일상적인 활동을 위한 건강을 유지하는 데에도 도움이 된다. 그뿐만 아니라 관절염과 류머티즘 환자들의 통증 관리와 관절 기능 개선에도 특히 이로운 것으로 조사되었다. 최근 연구에서는 근력 운동이 골밀도 유지와 근육량 증가에 특히 효과적이라는 사실이 강조되고 있다.

운동과 건강의 인과관계 정도	운동이 건강에 미치는 효과
강	• 조기사망, 심장병, 뇌졸중, 제2형 당뇨병, 고혈압, 대사증후군, 고지혈증, 대장암, 유방암 등의 발병 위험 감소 • 비만 예방 • 체중 감량(특히 섭취 열량 조절과 병행한 경우) • 심폐기능과 근력 증진 • 낙상 예방 • 우울증 완화 • 노인의 인지능력 향상
중~강	• 노인의 신체기능 향상 • 복부비만 감소
중	• 엉덩이골절, 폐암, 자궁암 발병 위험 감소 • 체중 감량 후 체중 유지 • 골밀도 증가 • 수면의 질 개선

그림 02.
《미국인을 위한 운동 가이드라인》에 준거한 성인·노인의 운동과 건강 관계

암

운동의 효험이 과학적으로 입증된 암은 우선 유방암과 대장암이다. 활동적인 사람들이 운동을 하지 않는 사람들에 비해 대장암에 걸릴 위험이 훨씬 낮고, 운동을 하는 여성들은 유방암 발병 확률이 낮은 것으로 조사되었다. 특히, 자궁내막암, 신장암, 위암 등 일부 암에 대해 규칙적으로 운동하는 사람들의 발병률이 더 낮다는 상당한 근거를 언급하고 있다. 무엇보다 중요한 점은 암 환자들의 경우 운동이 그들의 건강을 개선해주는 것은 물론 삶의 질까지 향상시킨다는 것이다. 최근 연구에서는 운동이 암 치료 중 환자의 피로를 줄이고, 면역 기능을 강화하는 데에도 도움이 된다는 사실이 추가로 밝혀졌다.

정신 건강

규칙적인 운동은 우울증과 인지장애의 위험을 낮추고 수면의 질을 높인다. 또한 긍정적인 자아상을 형성하고 자존감을 높이도록 하여 삶의 질을 향상시킨다. 최근 연구에서는 운동이 뇌의 신경가소성을 증가시켜 기억력과 학습 능력을 향상시키는 데도 효과적이라는 사실이 추가로 밝혀졌다. 특히, 보고서의 내용과는 별

개로 코로나19 팬데믹 이후 정신 건강 문제가 증가하면서 운동의 중요성이 더욱 강조되고 있다.

운동이 질병 예방과 건강 증진에 미치는 영향은 과학적으로 입증된 사실이다. 《미국인을 위한 운동 가이드라인》은 이를 체계적으로 정리하며, 운동이 삶의 질을 근본적으로 바꿀 수 있음을 보여준다. 이제 운동은 질병과의 전쟁에서 가장 강력한 무기로 자리 잡았다. 건강한 삶을 원한다면, 운동은 더 이상 미룰 수 없는 필수 조건이다.

암 극복의 신화, 독일의 온코워킹

독일 남서부 바덴뷔르템베르크 주, 중세의 아름다움을 간직한 대학도시 튀빙겐. 일과가 끝난 오후, 사람들이 숲에 모여들어 함께 걷기 시작했다. 언뜻 평범해 보이는 이들은 사실 암과 사투를 벌이는 환자들이었다. 이들의 걷기는 이른바 '온코워킹 oncowalking'이라고 하는 치유법이다.

그리스어로 '종양'을 뜻하는 onco와 '걷기'를 뜻하는 walking의 합성어인 온코워킹. 이름의 유래에서 짐작되듯이, 온코워킹은 암 환자들을 위한 걷기 프로그램이다. 본래 독일 카를스루에 시 당국과 카를스루에대학교 스포츠과학연구소에서 공동으로 개발한 '유방암 환자 회복용 운동 프로그램'으로, '걷기'라는 비교적 간단한 신체활동을 통해 유방암 환자들의 운동능력을 복구하고 면역

체계를 강화함으로써 병세를 호전시키기 위해 시작되었다.

병마와 싸우는 대표적인 운동 프로그램

온코워킹은 실제로 유방암 환자들의 재활을 획기적으로 도왔다. 온코워킹은 그 놀라운 치유력이 알려지자 열풍을 일으키면서 독일 전역에 급속도로 번져나갔다. 그 결과 유방암 환자들뿐 아니라 거의 모든 암 환자들이 병마에 맞서 싸우기 위해 실천하는 운동 프로그램의 대명사가 되었다.

온코워킹은 보통 야외에서 진행하는데, 특별한 방법을 요하는 것은 아니다. 자연 속에서 환자들이 서로 일상적 대화를 나누며 즐거운 마음으로 걷기만 하면 된다. 몸에 무리가 가지 않는 수준의 팔운동을 병행하는 것이 일반적인 걷기와 좀 다를 뿐이다.

30년 전 유방암에 걸렸다가 완치된 에르브 씨는 매주 화요일에 열리는 이 '평범한' 산책을 설레는 마음으로 기다린다고 했다. 같은 병을 앓고 있는 사람들끼리 마음을 기댄 채 자연의 싱그러운 공기를 마시고 몸을 움직이면 생기를 얻을 수 있었기 때문이다. 암 투병을 하는 동안에는 언제나 기운이 없고 불안했지만, 온코워킹을 만 6개월간 꾸준히 해온 결과 정서가 안정되고 기분이 밝아졌으며 맥박과 지구력 또한 좋아졌다. 이제는 장거리달리기도 할 수 있을 정도라고 했다.

온코워킹 프로그램을 책임지고 있는 카를스루에대학교 스포츠학과 클라우스 뵈스Klaus Böse 교수는 1990년대에 '걷기' 운동 프로그램을 독일에 처음 소개한 학자로, 독일워킹연구소를 설립하여 걷기가 우리 신체에 미치는 영향을 연구해왔다. 그는 온코워킹이 일반적인 걷기와 비슷해 보이지만, 환자들 개개인의 신체 심리 상태를 세심하게 살피고 훈련 과제를 개인별로 다르게 부여해야 한다는 점이 다르다고 강조했다.

꾸준히 하는 힘

암 환자들은 고통스러운 투병 과정에서 활력을 잃고 수동적인 성향을 띠게 된다. 이러한 성향은 운동에 대해서도 소극적인 태도로 이어져 환자의 운동능력을 감퇴시킨다. 그래서 온코워킹 프로그램은 환자들이 몸을 많이 움직이지 않으면서도 매일 실천할 수 있을 정도의 부담 없는 '걷기'로 운동의욕을 이끌어낸 뒤, 운동능력이 회복되고 면역체계가 강화될 때까지 꾸준히 걷도록 유도한다. 온코워킹을 통해 재활에 성공한 암 환자들은 결국 자신이 다시 뭔가 해낼 수 있다는 것을 깨닫고 성취감을 느끼게 된다. 온코워킹에서는 '지속성'이 가장 중요하므로, 1회 45~60분가량의 걷기 운동을 1주일에 2회 이상 환자가 꾸준히 실천하도록 해야 한다.

뵈스 교수 연구팀은 온코워킹을 통해 유방암 환자들의 신체 능력이 얼마나 회복되는지 실험을 통해 확인해보았다.

환자들은 15주간 2킬로미터씩 꾸준히 온코워킹 프로그램에 참가했다. 15주 후 이들이 걷는 데 걸리는 시간은 평균 1,233초에서 1,090초로 2분 남짓 단축되었고 신체 능력은 평균 10.6퍼센트 향상했다. 어떤 환자는 17퍼센트까지 신체능력이 향상하는 놀라운 결과를 보였다. 큰 수술을 받은 환자라도 3개월 동안 규칙적으로 걸으면 평균 10퍼센트 정도의 신체능력을 회복하는 것으로 나타났다. 신체 능력이 향상되자 삶의 질도 변화했다. 참가자 다섯 명 중 세 명은 삶의 만족도가 '아주 좋아졌다'고 답했고, 나머지 두 명 역시 '좋아졌다'고 답했다. 그들 모두는 온코워킹을 계속하길 원했다.

별다를 것 없어 보이는 걷기 운동이지만 온코워킹에는 몇 가지 특별한 치유 비결이 숨어 있다. 첫 번째는 걸으면서 가볍게 팔을 들어올리기를 반복하는 것인데, 이는 특별히 유방암 환자들을 위해 고안된 동작이다. 이 팔동작은 수술받은 환자의 근육에 무리를 주지 않으면서도 림프를 자극하여 림프계의 순환을 돕고, 이를 통해 상반신 전체의 순환이 잘되도록 한다. 두 번째 비결은 초목이 우거진 녹지에서 풀이나 나무들이 뿜어내는 신선한 산소를 충분히 들이마시는 것이다. 온코워킹의 또 다른 강점은 환자들이 같은 고통을 짊어진 환우들과 어울려 운동하게 하는 데 있다. 이 과정에서 환자들은 병에 대한 정보를 공유하고 고통을 나누며 그간 잃었던 사회성을 되찾는다. 종종 전문의가 동행하는 것 역시 온코워킹 프로그램의 숨은 치료 비결이다. 환자는 닫힌 공간인 병동을 벗어나 열린 공간인 숲길을 의사와 함께 걸음으로써 의사로부터 자신의 병과 운동 효과에 대한 좀 더 친근한 피드백을 얻을 수 있다.

뵈스 교수는 말한다.

"온코워킹만으로 암을 완전히 치료할 수는 없습니다. 그러나 암 환자들의 삶에 변화를 일으킬 수는 있습니다. 삶의 질을 높이는 것이 바로 온코워킹의 목표입니다."

오늘날 항암제와 수술 기술이 발전하면서 암 환자의 생존율은 크게 높아졌다. 하지만 진짜 중요한 것은 '생존 이후', 즉 환자가 누리는 삶의 질이다.

암의 존재를 받아들이고, 병마를 견뎌내며, 치료 이후 무너졌던 삶을 다시 세우고, 스스로 건강 관리를 이어가는 것. 이 모든 것은 용기와 의지, 그리고 끈기 없이는 불가능하다.

온코워킹은 바로 그 내면의 힘을 길러주는 운동이다. 한 걸음, 한 걸음, 다시 살아가는 힘을 얻는 것이다.

내가 원하는 일상으로 돌아가기

온코워킹은 암 환자들을 병마와의 냉혹한 전쟁터에서 행복한 일상으로 복귀시키는 가장 빠른 길이다. 생사를 오가며 감당해야 하는 치명적인 스트레스, 장기간 치료로 걷잡을 수 없이 밀려드는 무기력과 우울, 치료 후에도 환자를 괴롭히는 재발에 대한 끝없는 공포 등은 환자들의 면역체계를 무너뜨린다. 이때 온코워킹은 암의 재발을 세포 차원에서 방어하는 것은 물론, 극도의 스트레스와 공포까지 관리해 환자의 면역체계를 강하게 만든다. 무엇보다도 꾸준한 운동 속에서 환자 스스로 자기 몸에 대한 관심이 깊어지고 몸이 원하는 바에 민감해지기 때문에 자연스럽게 몸이 편한 상태를 찾아 유지하게 된다. 이로써 병에 걸리기 전의 삶을 온전히 되찾는가 하면, 그보다 더 나은 삶을 새로이 찾을 수도 있는 것이다.

우울증 극복과 행복의 돌파구, 요가

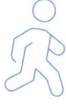

받아들이고 싶지 않은 사실이지만 대한민국은 여전히 '자살공화국'이라는 오명을 벗지 못하고 있다. 통계청에 따르면 2023년 한 해 우리나라에서 자살로 사망한 사람은 1만 3,000명을 넘어섰다. 2023년 기준 자살률은 27.3명으로, OECD(경제개발협력기구) 평균의 두 배를 웃도는 수치다. 한국은 2003년 이후로 꾸준히 자살률 상위 국가에 이름을 올렸으며, 2023년에도 OECD 국가 중 자살률 1위를 기록했다. 1990년대 후반 한국인 사망 원인 10위 중 하위권을 차지했던 자살은 2023년에는 암, 심장병, 폐렴에 이어 사망 원인 4위를 유지하고 있다.

조용히 다가오는 그림자

무엇이 그들로 하여금 그토록 극단적인 방법을 선택하게 내몰았을까? 물론 자살의 원인은 그리 단순하지 않다. 선택에는 사회적 요인과 개인의 성향, 각자 처한 환경 등 다양한 요소가 복합적으로 작용한다. 그러나 반드시 명심해야 할 사실이 있다. 자살을 시도하는 사람들의 80퍼센트가 우울증과 연관이 있다는 것이다.

보건복지부에 따르면 2021년 한 해 동안 전체 인구의 1.7퍼센트가 우울장애를 앓은 적이 있는 것으로 나타났다. 우울증 환자의 수는 우울증으로 진료받은 환자 수는 2017년 69만 1,164명에서 2021년 93만 3,481명으로 35.1퍼센트 증가했다. 전문가들은 우울증의 특성상 통계에 잡히지 않은 환자의 수가 훨씬 많을 것으로 예측한다.

우울증으로 정신과를 찾는 이들은 해마다 늘어난다. 코로나19 팬데믹 또한 사회적 고립과 경제적 불안정이 우울증 발병에 큰 영향을 미쳤을 것으로 여겨진다.

눈에 보이는 비만과 당뇨병, 암, 심장병 못지않게 우울증은 우리 사회의 가장 무서운 질병이 되어버렸다. 수십 년간 우울증을 앓았던 퓰리처상 수상 작가 윌리엄 스타이런 William Styron 은 자신의 에세이 《보이는 어둠 Darkness Visible》에서 우울을 "절망을 넘어선 절망이자 언어 너머에 있는 어둠"이라고 표현했다. 실체 없이 우리의 일상을 좀먹고 있다는 점에서 분명 '말로 설명할 수 없는 어둠'이라고 할 수 있을 것이다.

우울증 자가진단표
아래의 증상 가운데 다섯 가지 이상이 2주 동안 동시에 진행되고 있다면 자신이 우울증은 아닌지 의심해보고 전문의의 상담을 받아볼 필요가 있다.
1. 거의 매일 하루 종일 기분이 슬프거나 공허해서 우울하다. ☐
2. 거의 매일 자신이 하는 대부분의 일에 흥미나 재미가 크게 줄어든다. ☐
3. 식이 조절을 하지 않았는데도 체중과 식욕이 크게 줄거나 크게 늘었다. ☐
4. 거의 매일 불면증을 겪거나 지나치게 잠을 많이 잔다. ☐
5. 거의 매일 불안, 초조하거나 생각과 행동이 느리다. ☐
6. 거의 매일 피곤하고 무기력하다. ☐
7. 거의 매일 자신은 가치 없다는 생각이 들고 근거 없는 지나친 죄책감에 빠진다. ☐
8. 거의 매일 사고력과 집중력이 떨어지고 의사결정에 어려움을 느낀다. ☐
9. 죽음 또는 자살에 대해 자주 생각하고 자살을 시도하거나 계획한 적이 있다. ☐

그림 03.
'미국정신과협회 정신장애 진단 및 통계편람' 기준의 우울증 자가진단표

우울증의 확실한 원인은 아직 밝혀지지 않았다. 현재까지는 유전적 소인이나 내분비계의 이상, 사회적 학습 등의 요인이 복합적으로 작용하는 것으로 알려져 있다. 생리적으로는 신경전달물질인 세로토닌, 노르에피네프린, 도파민의 불균형이 우울증을 부른

다. 대부분의 항우울제가 세로토닌과 관련된 것도 이 때문이다.

일부 학자들은 현대의 우울증을 불러온 주범이 '운동 부족'이라고 지적한다. 앞서 설명했듯이 인간은 움직임을 통해 뇌를 발달시켜왔으며, 운동은 인간의 유전자에 새겨진 본능이다. 그러나 산업화가 이루어지면서 인간은 노동에서 벗어났다. 최근 50년간 생존을 위한 인간의 신체활동은 크게 줄어들었다. 이 기간 동안 현대의 질병인 우울증은 활동량에 반비례해 급격하게 증가했다. 이 점이 바로 운동과 우울증의 직접적인 연관성을 보여주는 대목이다.

운동과 감정의 관계를 연구해온 스포츠심리학자 윌리엄 모건 William Morgan 은 달리기의 놀라운 효능을 발견하고 흥분에 차 이렇게 말했다.

"달리기를 페니실린이나 모르핀, 우울증 약과 같이 효과가 좋은 기적의 약으로 취급해야 한다. 달리기는 정신질환과 신체질환을 예방하고 질병 발생 후 재활을 도와줄 잠재력을 갖고 있다."

운동 치료를 통한 우울증 개선 효과는 즉각적일 뿐더러 약물 치료 효과보다 장기간 지속된다는 장점이 있다. 우울증과 운동의 관계에 대해 2008년 하버드대학교 연구팀의 발표는 흥미로운 결과를 보여준다.

연구팀은 먼저 50대 이상의 중증 우울장애 환자 150명을 세 집단으로 나누었다. A집단에는 4개월 동안 걷기, 조깅 등 가벼운 유산소운동을 1주일에 3회 이상 꾸준히 실천하도록 처방했다. B집단에는 약물과 운동 치료를 병행했고, C집단에는 약물 치료만 실시했다. 4개월 후 세 집단에서 각각의 60~70퍼센트가 우울증에서 벗어나 비슷한 치료 효과를 보였다. 그러나 6개월 후 우울증 재발 비율은 운동만 했던 A집단의 경우 8퍼센트, 약물 치료와 운동을 함께 실시한 B집단의 경우 31퍼센트, 약물 치료만 실시한 C집단의 경우 38퍼센트로 나타났다. 약물을 복용하지 않고 운동만 하는 경우 오히려 우울증 재발 사례가 압도적으로 적은 것이다.

몸이 바뀌면 마음이 바뀐다

실제로 운동을 통해 우울증을 치료한 것은 물론 자신감과 행복을 되찾은 사람이 있다. 요즘 유행하는 스타일로 앞머리를 발랄하게 자른 K씨는 첫눈에 30대 주부라고는 믿기지 않는 모습이었다. 수다스럽게 농담을 주고받는 모습에 가벼운 발걸음까지. 그런 K씨를 보고 그녀가 한때 중증 우울장애 환자였음을 누가 상상이나 할 수 있을까.

30대 초반의 K씨는 결혼 후 우울증을 앓기 시작했다. 예기치 못한 시댁과의 불화, 부부 사이의 갈등으로 K씨는 점점 일상생활에 자신을 잃어갔다. 사람들을 만날 기회는 적었고, 남편의 쓴소리 한마디에도 곧잘 우울해져 인생에 대한 허무감만 쌓였다. 더는 인생을 위해 어떤 노력도 하고 싶지 않았고, 더 살아도 좋은 날은 올 것 같지 않았다. 자기의 존재감을 확인할 어떤 기회도 없었기 때문이다. K씨의 상태는 점점 악화되어 남편이 던진 말 한마디에 감정을 못 이겨 자해를 시도하는 일까지 생겼다. 벽에다 머리를 박거나 흥분 상태에서 입이 돌아가 응급실에 실려간 적도 있었다.

극단적인 불화가 거듭되던 2007년 겨울, K씨는 용기를 내어 정신과 상담을 받았다. 자주 자살 충동에 시달리고 우울함에 밤잠도 설치던 K씨. 아니나 다를까. 의사는 K씨에게 중증 우울장애진단을 내리고, 곧장 항우울제를 처방해주었다. 다행히도 약이 즉각 효과를 나타내어 K씨는 극단적인 감정이 점차 진정되는 것을 느꼈다. 더 이상 자해도 하지 않았고, 죽고 싶을 정도의 우울함도 찾아오지 않았다. 하지만 항우울제 복용은 임시방편일 뿐이었다. 여전히 남편과의 관계는 개선되지 않았고, 시댁에서 그녀를 대하는 태도도 이전과 다름없었다. 우울함은 약으로 조절할 수 있었지만, K씨의 인생은 달라지지 않았다.

약물 효과에 그럭저럭 만족하며 서너 달쯤 통원치료를 받던 어느 날, 주치의가 운동을 권했다. K씨는 전부터 관심을 갖고 있던 요가를 시작했다. 운동을 시작한 지 1개월 만에 놀라운 변화가 찾아왔다. 우울증을 겪으면서 시작된 손발저림과 불면증이 사라졌다. 결혼 후 잃었던 자신감도 되찾았다. 요가 학원에서 새로운 사람들을 사귀면서 대인관계가 원활해졌고, 사고방식도 긍정적으로 바뀌었다. 요가를 한 지 2개월째, 주치의는 약물 복용량을 줄여도 될 만큼 증상이 많이 나아졌다는 판단을 내렸다. 이듬해 봄부터 K씨는 1주일에 3회씩 요가 학원을 다니면서 몸과 마음을 다스린다. 몸과 마음이 모두 건강해졌다고 스스로 확신하기에 자신이 한때 우울증 환자였다는 이야기를 사람들에게 솔직히 들려줄 수 있게 되었다.

K씨뿐 아니라 마음이 불안정한 많은 젊은 여성들이 요가 학원을 찾고 있다. 취업 고민을 안은 20대 여성에서 살찐 몸매 때문에 스트레스를 받는 여성, 직장생활에 쫓기는 30대 여성까지 사연도 다양하다. 요가를 하는 것에 대한 그들의 한결같은 고백은 '몸'만 바뀐 것이 아니라 '마음'이 바뀌고 '삶'까지 달라졌다는 것이다.

극적인 변화의 이유

운동이 우울증 치료에 도움이 된다는 사실은 과학적으로 증명되었지만, 우울증 환자들의 경우 무기력 때문에 운동을 시작하기

조차 힘겨운 게 사실이다. 요가는 땀을 흘리며 뛰거나 무거운 물건을 들어올릴 필요 없이 가벼운 마음으로 시작할 수 있는 운동이라는 점에서 우울증 환자들에게 권할 만하다고 K씨의 주치의는 조언했다.

K씨의 경우처럼, 여성은 우울증에 쉽게 노출될 수 있다. 여성의 우울증 발병률은 10~25퍼센트로, 5~12퍼센트인 남성의 발병률에 비해 두 배나 된다. 최근 미국인의 건강과 영양 상태에 대한 실태 조사에 따르면, 운동을 별로 하지 않는 여성은 적당하게 또는 적극적으로 운동하는 여성보다 우울증에 걸릴 위험성이 두 배나 높은 것으로 나타났다. 따라서 여성의 경우, 반드시 운동을 통해 우울증을 예방할 필요가 있다.

K씨가 택한 요가는 근육을 이완시켜주기 때문에 우울증 환자에게 나타나는 불안과 긴장을 해소하는 데 많은 도움이 된다. 특히 요가를 시작하기 전에 명상을 하면 자기 자신을 좀 더 넓고 깊은 시각으로 돌아볼 수 있어 우울증 환자들이 고질적인 부정적 생각을 떨쳐낼 수 있게 된다. 요가 특유의 깊은 호흡법은 뇌에 더 많은 혈류량과 더 많은 산소를 공급하며, 이를 통해서 지친 뇌가 휴식을 취할 수 있게 한다. 스트레스를 억제시키고 마음을 안정시키는 신경전달물질인 감마-아미노낙산GABA을 뿜어내는 것이야말로 요가의 가장 핵심적인 효과다. 한 시간 동안 요가를 수련하

면 감마 아미노산이 평균 27퍼센트 늘어나 수련자의 마음을 진정시킨다.

물론, 우울증 치료를 위해 반드시 요가만 고집할 필요는 없다. 유산소 운동이나 근력 운동 등 종류를 막론하고, 일단 몸을 움직이는 것 자체가 큰 변화를 이끈다.

운동을 하면 대뇌피질의 혈관 밀도가 높아지고, 뇌 전체 구조가 활발하게 재구성된다. 운동 중에는 혈류량이 급격히 증가하면서 세로토닌, 노르에피네프린, 도파민 같은 신경전달물질이 대량 분비되어, 우울증으로 막혔던 신경세포 간 소통이 원활해지고 감정 조절력이 향상된다.

또한 불안과 발작을 억제하는 감마-아미노낙산, 진통과 쾌감을 유도하는 엔도르핀도 함께 분비되어 몸과 마음 모두에 안정을 가져다준다.

운동은 삶의 리듬을 되찾고, 잃어버린 자신감을 복원하는 가장 확실한 방법이다.

모든 뇌 활동은 스트레스다

　　존 레이티 교수는 '스트레스'를 다시 정의 내려야 한다고 주장한다. 우리는 스트레스가 감정적으로 불쾌하거나 극도로 피로한 상태라고 생각한다. 그런데 레이티 교수는 스트레스란 기본적으로 신체의 균형 상태에 대한 위협이며, 신체가 외부 자극에 반응하고 적응하게 만드는 도전이자 요구라고 말한다.

뇌 피로감의 발현

　　레이티 교수의 주장에 따르면, 뇌는 세포의 활동을 일으키는 것은 무엇이든 스트레스로 받아들인다. 신경세포가 다른 신경세포들로 전기 신호를 전달하기 위해서는 에너지가 필요하고, 필요한 에너지를 마련하기 위해 연료를 태우는 과정에서 신경세포들은 지치고 때로는 사멸하기 때문이다. '아, 스트레스 받네!' 하는 우리의 느낌은 그와 같이 뇌세포에 가해지는 부담으로 인한 피로가 감정의 형태로 메아리친 것이다.

뇌세포의 활동을 일으키는 모든 것이 스트레스라면, 우리가 냉장고에서 우유를 꺼내는 동작 역시 스트레스라고 할 수 있다. 하지만 보통 그런 단순한 동작을 스트레스라고 생각하는 사람은 없을 것이다. 대부분의 사람들은 영업 실적이 부진할 때 쏟아지는 상사의 비난, 어서 결혼하라는 친지들의 잔소리, 자신보다 잘나가고 있는 동창의 소식, 갑작스런 실직 등 감정의 동요를 일으키는 것들만 스트레스라고 생각한다.

그러나 일상적인 움직임이나 실직이라는 극단적인 사건은 그 강도만 다를 뿐, 생물학적으로 이야기하자면 둘 다 분명 스트레스다. 둘 다 우리 몸과 뇌의 동일한 경로를 거치기 때문이다. 냉장고에서 물건을 꺼내는 동작은 움직임을 조정하기 위한 신경세포를 활성화하며, 느닷없는 실직은 '좌절감'이라는 감정을 일으키기 위해 더욱 많은 신경세포의 활동을 초래한다는 차이가 있을 뿐이다. 감정 역시 신경세포가 서로 신호를 주고받으며 생기는 산물이기 때문이다. 배고픔을 느끼거나 새로운 언어를 배우는 일, 또는 배우자의 죽음을 받아들이는 일은 정도의 차이만 있을 뿐, 우리 뇌에는 '스트레스'로 작용한다.

스트레스에 대한 우리 몸의 반응은 원시적인 생존 본능에서 비롯된 진화의 산물로, 그것이 없었다면 인간은 오늘날까지 살아남지 못했을 것이다. 스트레스에 대한 반응은 원인에 따라 평범한 수준에서 치명적인 수준까지 다양하게 나타난다.

주요한 생존본능

극단적인 스트레스 상황에서는, 우리 몸이 자동으로 '투쟁-도주 반응fight or flight response'을 일으킨다. 이 반응은 온몸을 각성시키고 에너지를 불태워, 우리를 움직이게 하며 치명적인 상황을 빠르게 회피할 수 있게 돕는다. 또한, 뇌는 이 상황을 생존에 필요한 기억으로 저장한다.

대부분의 스트레스는 '주의와 기억'에 관련된 두뇌 시스템을 작동시킨다. 당장의 위기를 헤쳐나가기 위해 최대한 집중하고, 다시 비슷한 상황이 닥쳤을 때 더 잘 대처할 수 있도록 기억해야 하기 때문이다.

이처럼 스트레스와 기억 사이의 깊은 연관성은 최근에서야 과학자들에 의해 본격적으로 연구되기 시작했다.

스트레스는 우리 삶의 매 순간 발생한다. 살아가는 한 완전히 피할 수 없는 요소다.

하지만 스트레스 상황에 적절히 대응하지 못하고, 그 상태가 지속되면, 뇌와 신체에 모두 심각한 위험이 닥칠 수 있다.

뇌를 파괴하는 만성 스트레스

우리가 급성 스트레스에 노출되면, 체내에서는 경보장치가 작동한다. 스트레스 호르몬인 코르티솔이 분비되면서 몸과 뇌가 비상태세에 들어간다.

원시사회에서 인간에게 가장 큰 위협은 맹수와의 조우였다. 하지만 현대 사회에서는 결재를 기다리는 기획안을 들고 상사 앞에 서는 것이 급성 스트레스를 유발하는 위협이 될 수 있다.

스트레스 앞에서 당신의 선택은?

상사의 비난 앞에서 당신의 몸은 투쟁-도주 반응을 시작한다. 맞서 싸울 것인가 흘려들을 것인가, 아니면 도망칠 것인가.

신체는 위기를 감지하면 곧바로 편도체가 반응해 부신에 신호를 보낸다. 부신은 에피네프린(아드레날린)을 분비하여 혈압과 심박수, 호흡을 끌어올린다. 이와 동시에 스트레스 핫라인인 HPA축(시상하부-뇌하수체-부신축)이 가동된다.

시상하부가 부신피질자극호르몬 방출호르몬 CRH을 내보내고, 뇌하수체가 부신피질자극호르몬 ACTH을 분비하고, 마지막으로 부신이 코르티솔을 대량 분비한다. 코르티솔은 체내 글리코겐을 포도당으로 전환해 심장과 근육에 빠르게 연료를 공급한다. 아파트 난간에서 추락하는 아이를 구한 엄마의 놀라운 힘, 연어가 거친 강을 거슬러 오를 수 있는 힘, 모두 이 스트레스 시스템 덕분이다.

하지만 문제는 스트레스가 계속될 때다.

정상적이라면 스트레스가 지나간 후, 우리는 휴식을 취하고 균형을 회복한다. 동료와 맥주 한 잔을 나누거나, 가족과 웃으며 저녁을 보내는 것처럼, 이렇게 하면 비상태세는 해제되고, 몸과 뇌는 원래 상태로 돌아간다.

그러나 많은 사람들은 그렇지 못하다. 퇴짜 맞은 기획안을 품은 채 저녁도 거르며 야근에 몰두하고, 끊임없이 이어지는 자극 속에 갇힌다.

이때 스트레스 반응은 잦아들지 않고, 코르티솔 분비는 지속되며, 몸과 뇌는 만성 긴장 상태에 빠진다.

하루이틀은 괜찮다. 하지만 이런 상태가 매일 반복된다면? 스트레스는 점점 만성화되고, 결국 우리의 뇌와 몸을 서서히 잠식하기 시작한다.

만병의 근원

귀 뒤 부근, 대뇌 측두엽 안쪽 깊숙이 자리하고 있는 해마는 지극히 민감하게 일상의 사건과 정보를 기억한다. 이를테면 해마는 치밀한 계획가이자 상황의 맥락을 파악하는 전문가다. 해마는 '내'가 누구인지, 왜 '나'인지를 말해주는 뇌 부위라서 그 기능이 떨어지면 자아 인식에 장애가 올 수 있다.

해마의 활력은 스트레스 반응 시스템이 결정한다. 적당한 스트레스는 생존에 중요한 정보를 기억하도록 해마를 활성화하지만, 과도한 수준으로 오래 지속되는 스트레스는 도리어 해마를 손상시킨다. 천재지변이나 가족의 죽음처럼 극단적인 상황, 강도 높은 업무로 인한 과로 등 몸이 감당하기 힘든 수준의 스트레스가 오래 지속될 경우 코르티솔이 과도하게 분비되는데, 그로 인해 글루탐산염 또한 과잉 분비되면서 활성산소가 급격히 늘어나 해마 신경세포에 물리적 손상을 입힌다.

록펠러대학교의 신경내분비학자인 브루스 맥이웬 Bruce McEwen

은 동물 실험을 통해 스트레스와 해마 능력의 상관관계를 밝혔다. 실험용 쥐들에게 3주간 지속적인 스트레스를 가한 후 뇌를 확인하자 해마 신경세포가 쭈그러들거나 기형으로 변한 것으로 나타났다. 또한 스트레스에 시달린 쥐들은 약간의 기억 장애 증세를 보였다.

해소되지 않은 채 꾸준히 이어진 만성 스트레스는 신경세포의 수상돌기에도 문제를 일으킨다. 수상돌기가 스트레스에 시달린 나머지 가지를 움츠리며 세포 속으로 '퇴각'하기 때문이다. 뇌세포들끼리 정보를 주고받을 때 축삭(신경세포에서 나온 돌기 중에서, 흥분을 다른 신경세포 또는 다른 조직에 전달하는 역할)이 보내오는 전기 신호를 받아들여 시냅스를 형성하는 수상돌기가 제 기능을 잃음으로써 시냅스도 말라버리고 신경전달물질 분비에도 이상이 생긴다. 결국 정보 전달의 기회가 소멸되면서 기억력, 정보처리능력, 학습능력, 집중력이 떨어진다.

한편, 코르티솔의 과잉 분비가 지속되면 성장인자와 세로토닌의 흐름도 멈추면서 신경세포가 잘 생성되지 않는다. 특히 뇌 성장의 비료인 BDNF의 생산도 억제된다. BDNF가 없으면 해마는 죽어가는 신경세포와 시냅스를 대체할 병력을 빠르게 소진한다. 스트레스 반응이 끝나야 비로소 BDNF가 다시 생산되고 신경세포재생도 왕성해진다. 흔히 스트레스가 우리의 감정에만 영향을 준다고 생각하지만, 만성 스트레스는 이처럼 우리 뇌를 결국에는 건포도처럼 말려 쭈그러뜨리고 죽여버린다.

해마는 기억과 학습을 담당하는 동시에 코르티솔 수용체를 가장 많이 가진 영역이기 때문에 스트레스에 가장 취약하다. 과도한 스트레스에 시달리는 동안, 해마는 새로운 학습을 중단하고 기존 기억 저장마저 방해받는다.

학업 스트레스를 심하게 받는 아이일수록 성적이 오히려 떨어진다는 연구 결과는 이를 잘 보여준다.

몇 년간 우울증을 앓아온 환자들의 해마 크기는 우울증을 앓지 않는 사람들보다 10~20퍼센트나 작다. 우울증은 스트레스 대처 능력을 잃게 하는 질병인데, 해소되지 않은 스트레스가 만성화되면서 해마를 손상시킨 것이다. 또한 우울증에 시달리는 임산부와 태아를 대상으로 한 콜롬비아대학교의 연구에 따르면, 임산부가 스트레스를 받을 경우 태아에게도 스트레스 반응이 나타난다고 한다. 임신 중일 때 스트레스를 받은 사람의 자녀는 뇌 크기에서부터 다른 아이들보다 뒤처져 출발하게 되는 셈이다.

운동은
스트레스 백신

　　스트레스에는 두 종류가 있다. 가까운 사람의 죽음, 이혼, 해고 같은 스트레스는 '나쁜 스트레스$_{distress}$'에 해당하고 결혼, 승진, 간단한 시험, 운동은 '좋은 스트레스$_{eustress}$'에 해당한다. 좋은 스트레스는 긴장을 역이용해 우리 몸을 보호하고 저항력을 강화한다.

　　2004년 미국 켄터키대학교의 수잔 세거스트롬$_{Suzanne\ Segerstrom}$ 박사와 캐나다 브리티시 콜롬비아대학교의 그레고리 밀러$_{Gregory\ Miller}$ 박사는 300편의 스트레스 관련 의학 논문을 검토한 후, 시험을 치르는 것과 같이 일시적인 스트레스는 신체의 면역체계를 강화한다는 결론에 도달했다. 밀러 박사는 "일시적인 스트레스는 초기 인류가 맹수를 만났을 때처럼 인체를 투쟁-도주 태세로 전환시켜 잠시 동안 저항력을 강화하는 것으로 보인다."고 덧붙였다. 적당한 스트레스는 인체에 긴장감을 주어 활력을 불어넣고, 나아가 앞으로 겪을 수 있는 나쁜 스트레스에 대한 적응력을 높인다.

운동은 뇌와 근육을 동시에 단련한다

1980년대, 미국 에너지국은 핵조선소 노동자들의 건강 상태를 장기간 추적 조사했다. 한 집단은 미량의 방사능에 노출되었고, 다른 집단은 전혀 노출되지 않았다. 8년 뒤 결과는 놀라웠다. 방사능에 노출된 노동자들의 사망률이 오히려 24퍼센트나 낮았던 것이다.

방사능처럼 해로운 자극도, 소량이면 오히려 인체의 스트레스 대처 능력을 높인다. 이는 과학자들이 '스트레스 예방접종stress inoculation'이라고 부르는 메커니즘이다. 적당한 스트레스는 뇌세포를 단련하고 다가올 위기에 대한 회복탄력성을 키워준다.

운동 중에는 근육세포가 미세하게 손상된다. 하지만 운동 후 휴식을 취하는 동안, 손상된 근육은 더 크고 강한 세포로 재생된다. 이는 잘 알려진 사실이다. 그런데 놀랍게도, 신경세포 역시 비슷한 메커니즘을 따른다. 적당한 스트레스를 받은 신경세포는 일시적으로 손상되지만, 휴식기를 거치면서 오히려 더 강하고 회복력 있는 상태로 재구성된다. 운동은 근육세포의 회복 시스템과 신경세포의 회복 시스템을 동시에 가동시킨다. 따라서 운동 후 느끼는 피로는 단순한 소진이 아니다.

이 시간 동안 우리 몸과 뇌는 동시에 더 강해지고, 스트레스에 대한 회복탄력성도 높아진다. 이러한 과정을 반복하면, 어떤 스트레스 상황이 닥치더라도 더 강한 몸과 마음으로 대응할 수 있는 힘을 갖게 된다.

스트레스 역치를 끌어올려라

규칙적인 운동은 스트레스 반응의 '작동 지점'을 끌어올린다. 투쟁-도주 반응이 일어나고 HPA축이 활성화되며 코르티솔이 분비되기까지, 과거보다 훨씬 더 강한 자극이 필요해진다. 한마디로, 신경세포의 스트레스 역치가 높아지는 것이다(역치란 생물체가 자극에 반응하기 시작하는 최소한의 자극 세기를 의미한다).

스트레스 역치는 타고난 성격, 현재의 심리 상태, 그리고 신체 컨디션에 따라 달라진다. 자존감이 낮은 사람은 스트레스 역치도 낮아져 작은 일에도 쉽게 흔들린다.

누구든 좌절감에 대한 분출구가 없고, 자기 통제감이나 사회적 지지가 약하면 만성 스트레스에 빠질 수 있다. 예를 들어, 취업 준비생이 서류전형에서 백전백패를 거듭한다면 자존감은 극도로 낮아지고, 스트레스 역치 역시 급격히 떨어진다. 이 시기에는 아무리 젊고 건강해도 쉽게 무너질 수 있다.

노화 역시 스트레스 역치를 자연스럽게 낮춘다.

노인은 장시간 비행을 견디기 어렵고, 자식과의 말다툼만으로도 크게 건강을 해칠 수 있다.

만약 인생에서 무엇 하나 뜻대로 풀리지 않는 시기를 겪고있다면, 혹은 노년기를 준비하고 있다면, 꾸준한 운동으로 스트레스 역치를 끌어올려야 한다. 운동은 우리를 스트레스에 더 강한 존재로 만든다.

운동은 스트레스 예비군을 키운다

우리 뇌가 스트레스에 맞서는 방식은 세포 차원에서 시작된다. 신경세포는 활동할 때마다 포도당을 에너지로 변환한다. 이때 세 가지 형태의 스트레스가 발생한다.

첫째는 산화 스트레스다. 에너지를 만드는 과정에서 활성산소가 부산물로 생기는데, 이것이 세포를 공격한다.

둘째는 대사 스트레스다. 포도당 공급이 부족하거나 세포가 충분한 ATP를 생산하지 못할 때, 세포는 에너지 결핍에 시달린다.

셋째는 흥분 독성 스트레스다. 스트레스 상황에서 신경세포 간 소통이 활발해지면서 글루탐산염이 과도하게 분비되는데, 에너지가 부족한 상태에서는 이 글루탐산염이 오히려 세포를 손상시킨다.

이 세 가지 스트레스가 장기간 누적되면, 수상돌기가 움츠러들고 신경세포 자체가 소멸하기 시작한다. 이는 알츠하이머병, 파킨슨병 같은 신경퇴행성 질환의 초기 단계로 이어질 수 있다.

다행히 우리의 몸은 세포 스트레스에 대응하는 복구 시스템을 갖추고 있다. 활성산소를 제거하는 항산화효소를 만들고, 세포를 보호하는 다양한 분자들을 분비한다. 이 복구 과정을 주도하는 핵심 인자가 바로 성장인자들이다.

BDNF(뇌 유래 신경성장인자), IGF-1(인슐린 유사 성장인자), FGF-2(섬유아세포 성장인자), VEGF(혈관 내피세포 성장인자). 운동은 이 성장인자들의 분비를 가장 강력하게 촉진한다. 특히, BDNF는 에너지 대사의 효율성을 높이고, 활성산소를 처리하는 항산화 단백질을 증가시키며, 새로운 신경세포와 시냅스 연결을 강화해 뇌를 근본적으로 튼튼하게 만든다.

운동을 하면 많은 에너지가 필요해진다. 이에 따라 세포는 더 많은 인슐린 수용체를 만들고, 포도당을 효율적으로 흡수해 에너지 생산성을 높인다. 또한 IGF-1이 증가해 혈당을 안정시키고,

뇌로 유입되어 학습 능력과 신경 가소성을 강화한다. 운동은 한편으로 신경세포 사이에 쌓이는 노폐물을 청소하는 효소를 활성화해, 암 발생이나 뇌 노화 위험까지 줄여준다.

존 레이티 교수는 운동을 "스트레스 예비군을 최고의 방법"이라고 표현했다.

운동은 통제 가능한 스트레스

인간은 태어나는 순간부터 변화무쌍한 세상과 맞닥뜨리며 스트레스에 직면한다. 우리의 일생은 스트레스의 연속이다. 신경회로들은 적당한 스트레스를 받으며 사고하고 고민할 때 비로소 활동성이 높아진다. 외부 환경과의 단절은 신경회로를 폐쇄시키고, 결국 뇌를 퇴행시킨다. 따라서 스트레스를 무조건 피하려 하거나 부담스러워할 것이 아니라, 오히려 삶에 통제 가능한 스트레스를 적극적으로 받아들여야 한다.

앞으로 닥칠 나쁜 스트레스에 대한 백신으로 사용할 수 있는 긍정적인 스트레스 중에서 예측 가능하고 통제 가능한 스트레스는 운동이다. 운동을 통해 우리는 삶에 대한 통제감과 자신감을 얻는다. 담배를 피우거나 폭식을 하는 등 스트레스에 대한 부정적인 대처 방법에 의존하지 않고, 자신만의 건강한 대처 방법을 세울 수 있게 된다. 이는 위기 상황을 극복하는 능력을 키우고, 어떤 상황에서도 능히 대처할 수 있다는 내적 확신을 길러준다.

  삶에 운동이라는 '예방접종'을 심어두는 순간, 우리는 더 강한 몸과 마음으로 어떤 위기에도 대응할 수 있게 된다.

함께하는 운동이
암 발병률을 낮춘다

재발률이 유난히 높은 암으로 알려진 유방암. 운동은 암의 재발률을 낮출까?

2005년 《미국의학저널 JAMA, Journal of the American Medical Associa-tion》에 실린 하버드대학교 연구진의 연구 결과에 따르면, 1주일에 세 시간 이상 꾸준히 걷기 운동을 했던 유방암 환자들은 운동을 전혀 하지 않았던 환자들보다 유방암 재발률과 사망률이 절반 가까이 줄었다. 연구진은 운동이 유방암 환자들의 재발을 막을 뿐 아니라, 건강한 여성이 평소에 꾸준히 운동할 경우 유방암 발병률을 50~60퍼센트까지 낮출 수 있다고 덧붙였다. 그래서 어떤 유방암 전문의는 운동을 혁명적 유방암 치료제인 허셉틴 Herceptin에 견주기도 했다. 허셉틴은 '암으로 인한 고통과 사망의 근절을 위한 대

전환'이라고까지 표현된 바 있는 치료제다. 최근 2025년에 발표된 연구에서는 근력과 심폐 체력이 우수한 암 환자들이 그렇지 않은 환자들에 비해 사망 위험이 31~46퍼센트 낮다는 결과를 보여준다.

운동이 어떻게 유방암의 재발을 막는 것일까? 국립암센터 이은숙 박사는 운동이 호르몬의 균형을 맞춰서 유방암의 재발을 막아준다고 설명했다. 운동은 암세포의 성장을 촉진하는 성호르몬인 에스트로겐과 테스토스테론의 과잉 분비를 막는다. 그리고 혈당량을 감소시켜 조직의 염증 발생을 촉진하는 인슐린, IGF-1의 분비를 줄인다. 그럼으로써 암세포의 재발을 막는다.

암 환자의 스트레스 관리

운동은 암 환자들에게 가장 중요한 면역체계를 다잡는 데에도 결정적 영향을 미친다. 우리 몸의 면역체계를 무너뜨리는 주범은 스트레스다. 극단적인 절망에 빠진 암 환자들은 대부분 암으로 인한 스트레스에 24시간 시달린다. 운동은 스트레스 요인을 잊게 할 뿐 아니라, 신체가 스트레스에 역동적으로 대처할 수 있게 만들어 면역체계를 지킨다. 많은 연구자들이 우리 몸의 방어체계가 신체활동과 직접적인 연관이 있다는 사실을 밝혀내고 있다.

운동은 또한 유방암을 비롯해 대부분의 암의 근본 원인인 '독성'을 분해한다. 피츠버그대학교에서 '암과 환경 연구센터'를 운영하는 데브라 리 데이비스Debra Lee Davis 박사는 우리 몸 안의 지방을 '독성 물질의 쓰레기장'이라고 말한다. 그리고 운동이 이 쓰레기를 처리할 수 있는 가장 좋은 '해독제'라고 덧붙인다. 우리가 꾸준히 트레드밀 위를 달리며 지방을 분해하려고 노력할 때 사실상 암의 위험에서도 벗어나고 있는 셈이다.

암 환자들은 대부분 자신의 몸과 마음이 산전수전을 다 겪었다고 느낀다. 수술이 성공한 후에도 그들의 몸은 고통을 기억하고, 언제 병이 재발할지 모른다는 불안과 피로감은 일상을 짓누른다. 살고 싶은 욕구와 처참해진 자신의 몸을 거부하는 모순이 병을 이겨낸 환자들을 괴롭힌다. 이토록 괴롭게 살아남은 사람들이 자신의 몸을 소중히 하고 사랑하도록 하는 데 가장 좋은 방법이 운동이다.

통증보다 우울감이 문제

국립암센터 유방암 환우 모임 '민들레'의 P씨는 운동을 통해 통증과 우울감을 극복했다. P씨는 암 수술 후, 몸도 마음도 깊은 상처를 안고 있었다. 어깨는 결리고, 밤이면 불안과 악몽에 시달렸다. 하지만 '민들레' 모임에서 만난 환우들과 함께 햇살 아래에서 기체조를 하고, 들판을 걸으며, 서서히 삶의 감각을 되찾았다.

운동은 그녀의 굳은 몸을 부드럽게 풀어주었고, 굳게 닫힌 마음도 조심스레 열어주었다. 무엇보다 함께 운동하는 환우들과의 연대는 큰 힘이 되었다. 서로의 이야기를 나누고, 슬픔은 반으로 나누고, 기쁨은 배로 키우며 그녀는 자신의 몸과 화해하는 법을 배워갔다. 야외 운동 후 다 함께 즐기는 식사, 운동 후 찾아오는 달콤한 피로, 그 모든 경험이 그녀를 다시 삶의 자리로 이끌었다.

이제는 수술 자국마저도 부끄러움이 아닌 자부심으로 여긴다.

"나는 내 몸과 함께 살아남았다."

그녀는 조용히, 그러나 단단히 그렇게 말했다.

피로증후군을 이겨내는 힘

'피로증후군'은 수술, 항암, 방사선 치료 후에도 수년간 지속되는 극심한 무기력, 우울, 불면을 말한다.

많은 암 환자들은 피로증후군에 시달린다. 수술과 항암 치료가 끝나도 몸은 여전히 무겁고 마음은 무너진다. 쉬워도, 잠을 청해도, 그 무게는 사라지지 않는다. 국립암센터 조사에 따르면 유방암 환자의 66퍼센트가 회복되지 않는 피로증후군을 경험했다. 하지만 2,000명이 넘는 암환자들을 대상으로 한 여군에서는 걷기나 자전거 타기 같은 운동이 피로증후군을 경감하는 데 가장 효과적이라는 결과가 나왔다. 한때 의사들은 환자들에게 "쉬라."고 권했지만, 지금은 운동을 적극 권장한다.

움직일수록, 땀을 흘릴수록 몸속 깊은 곳에서 다시금 에너지가 샘솟기 시작한다. 작은 걸음이 일으키는 기적, 운동은 암을 이기는 새로운 약이다. 근육만이 아니라 마음까지 다시 단련시키는 살아 있는 처방전이다.

서툴고 느린 걸음이어도 괜찮다. 한 걸음, 한 걸음이 쌓여 몸은 다시 살아나고, 마음은 다시 빛난다.

암과 싸운다는 것은, 끝내는 사랑하는 법을 배우는 일인지도 모른다. 자기 자신을, 상처 난 몸을, 다시 사랑하는 법을. 그리고 운동은, 그 사랑을 향해 가는 가장 따뜻한 연습이다.

통증보다 우울감 극복하기

　　　　　　　　　　암 진단을 받는 순간, 누구나 크고 깊은 충격을 받는다. 몸의 고통만큼이나 마음속에 밀려드는 불안, 우울, 두려움은 종종 환자를 무기력하게 만든다. 그러나 어떤 이들은 그런 감정의 무게를 '함께하는 운동'으로 덜어낸다.

　예를 들어, 한 유방암 환자는 항암 치료 중 겪는 극심한 피로와 정서적 고립감을 극복하기 위해 주변 사람들과 함께 테니스를 시작했다. 테니스라는 운동 특성상 서로 주고받는 상호작용, 누군가와 함께 한다는 느낌 등이 그녀에게 긍정적인 기운을 불어넣었다.

　실제로 국내 주요 병원과 정신건강 전문가들은 운동이 암 환자에게 신체적 회복은 물론, 심리적 회복에도 유의미한 도움을 준다고 강조한다. 국립암센터에 따르면 운동은 항암 치료로 인한 피로, 우울감, 불안 증상을 줄이는 데 효과적일 뿐 아니라, 재발률과 사망률을 낮춘다는 연구 결과도 있다.

　특히 주목할 점은 '혼자 하는 운동'보다 '함께하는 운동'에서 더 큰 심리적 안정과 동기 부여가 나타난다는 것이다. 운동 동호회나 환자 지원 그룹에 참여해 함께 걷고, 이야기하고, 땀을 흘리다 보면, 암이라는 병마에 갇혀 있던 내면이 조금씩 열리고 스스로를 다시 회복할 힘을 얻게 된다.

CHAPTER 4

도파민 중독에서 벗어나기

당신의 시간을 빼앗는 도파민 중독,

이제는 진짜 삶을 시작할 때!

집중력을 잃은 사회

　　　　　스마트폰 화면을 올려다보며 횡단보도를 건너는 사람들, 카페에서 대화 대신 각자의 디지털 기기에 몰입한 연인들, 심지어 유모차를 미는 부모조차 한 손에는 스마트폰이 들려 있다. 우리는 지금, 현실과 단절된 채 살아가고 있다.

　지난해 한 조사에 따르면, 한국인의 하루 평균 스마트폰 사용 시간은 최대로는 여섯 시간에 달한다. 단순히 시간을 허비하는 문제가 아니다. 깨어 있는 시간의 3분의 1을 화면 속 세계에 바친다는 것은, 현실과의 연결고리가 점점 약해지고 있다는 뜻이다. 디지털 기기의 홍수 속에서 우리는 점점 더 집중력을 잃어가고, 생각할 틈도 없이 새로운 콘텐츠를 소비하며 피로를 축적하고 있다.

　소셜 미디어는 그 중심에 서 있다. 인스타그램, 페이스북, 유튜

브는 무한한 피드를 제공하며 사용자의 눈길을 붙잡아둔다. 10분만 보겠다고 시작한 영상이 한 시간이 되고, 무심코 시작한 피드 탐색이 새벽까지 이어진다. 현실 세계에서의 생산성과 창의성은 점차 희미해지고, 대신 짧고 강렬한 자극만을 추구하는 뇌로 변화하고 있다.

과학자들은 이를 '디지털 도파민 중독'이라 부른다. 끝없는 알림과 짧은 영상, 빠른 피드백에 길들여진 우리의 뇌는 점점 더 즉각적인 만족을 원하게 된다. 연구에 따르면, 스마트폰 과의존은 도파민 시스템을 교란시켜 불안감을 높이고, 집중력을 떨어뜨릴 위험이 있다. 즉 우리가 손에서 놓지 못하는 이 작은 기기가 우리의 정신적 건강마저 위협하고 있는 것이다.

이제 문제는 명확하다. 우리는 점점 더 현실에서 멀어지고 있다.

과잉정보의 시대

포모 FOMO, Fear Of Missing Out 는 이런 현실을 더욱 가속하는 심리적 기제가 되었다. 소셜 미디어 속 타인의 삶을 지켜보며, 우리는 자신이 뒤처지고 있다는 불안감에 사로잡힌다. 친구들의 화려한 여행 사진, 동료들의 성공 스토리, 유명인의 완벽한 일상은 우리를 끊임없는 비교와 열등감의 늪으로 밀어 넣는다. 단순한 불안감을 넘어, 우리는 타인의 삶을 좇으며 무리한 선택을 하거나, 정작 자신의 삶에서 행복을 찾지 못하게 된다.

여기에 정보 과잉이 기름을 붓는다. 하루에도 수십 개의 뉴스, 수백 개의 SNS 게시물, 수천 개의 광고가 우리의 시선을 빼앗는다. 넘쳐나는 정보 속에서 우리는 무엇이 중요한지조차 판단하기 어려워진다. 쏟아지는 정보는 의사결정을 마비시키고, 결국 아무것도 선택하지 못한 채 시간을 흘려보내게 만든다.

더 큰 문제는, 이러한 정보 과부하가 우리의 뇌를 직접적으로 공격한다는 점이다. 연구에 따르면, 과도한 정보 소비는 인지 기능을 저하시킬 뿐만 아니라, 스트레스 호르몬인 코르티솔의 분비를 증가시켜 만성적인 피로와 불안을 유발한다.

소셜 미디어 속에서 수백 명의 친구를 두고 있지만, 정작 오랜 대화를 나눌 단 한 명이 없는 이들이 늘어나고 있다. 가짜 연결감은 현실의 관계를 흐릿하게 만들고, 업무와 개인 생활의 경계를 허물며 끝없는 피로를 초래한다. 이메일과 메신저, 화상회의는 우리를 언제 어디서나 일할 수 있도록 만들었지만, 동시에 '언제든 일해야 한다'는 압박을 가중시키고 있다. 결국 워라밸이 무너진 삶은 우울과 불안을 키우고, 우리는 점점 더 현실에서 도피하게 된다.

인간의 회복력을 믿다

하지만 이러한 문제를 인식한 이들은 변화를 도모하기 시작했다. '디지털 디톡스'를 시도하는 사람들이 늘어나고, 스마트폰 사용 시간을 줄이기 위한 다양한 강의와 캠페인이 등장했다. 기업들은 업무와 개인 시간을 구분하기 위해 '연결되지 않을 권리'를 보장하는 정책을 도입하고 있으며, 일부 학교에서는 학생들의 집중력을 높이기 위해 스마트폰 사용을 제한하는 실험을 진행 중이다. 디지털 세상에서 균형을 찾으려는 노력이 곳곳에서 나타나고 있다.

현실로 돌아오기 위한 첫걸음은 몸을 움직이는 것이다. 운동은 우리가 스크린에서 벗어나 오감으로 현실을 경험하도록 돕는다. 뛰는 순간, 숨을 내쉴 때, 근육이 긴장하고 이완되는 과정에서 우리는 '지금, 여기'에 집중할 수 있다. 연구에 따르면, 규칙적인 운동은 집중력을 회복시키고, 디지털 과부하로 인한 스트레스를 줄이는 데 도움을 준다. 현실에서의 삶을 되찾기 위해, 우리는 먼저 한 걸음을 내디뎌야 한다.

쉬운 보상보다
장기적 보상 추구하기

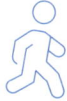

　　현실보다 더 강렬한 자극을 좇고 있는 이 모든 현상의 이면에는 '도파민'이라는 신경전달물질이 존재한다.

　도파민은 흔히 '행복 물질'로 알려져 있지만, 사실 도파민의 핵심 역할은 행복이 아니라 보상과 동기부여다. 무언가를 성취했을 때, 혹은 기대되는 보상이 있을 때 도파민이 분비되며, 우리를 다시 그 행동으로 이끌도록 만든다. 원래 도파민 시스템은 생존에 필수적인 역할을 했다. 음식을 찾고, 배우자를 만나고, 목표를 이루는 과정에서 우리는 도파민의 보상을 경험하며 행동을 반복했다.

　그러나 현대 사회에서는 도파민 시스템이 자연스러운 보상 체계에서 벗어나 '과잉 자극'에 노출되어 있다. SNS의 좋아요, 게임의 레벨업, 짧은 동영상의 연속적인 재생 등은 우리의 뇌를 인위적으로 흥분시키며, 점점 더 강한 자극을 원하게 만든다. 이로 인해 현실 세계의 일상적인 경험들은 점점 덜 흥미롭게 느껴지고, 더 빠르고 강렬한 보상을 추구하게 되는 악순환에 빠진다.

보상의 기쁨이 둔감해지다

도파민이 반복적으로 과잉 분비되면, 뇌는 스스로 균형을 맞추기 위해 도파민 수용체의 민감도를 낮춘다. 같은 자극으로는 더 이상 만족을 느끼지 못하고, 더 강한 자극을 필요로 하는 상태가 된다. 과거에는 작은 성취에도 기쁨을 느꼈지만, 이제는 더 강한 자극이 없으면 만족할 수 없게 된다. 책을 읽거나 산책을 하는 것과 같은 저강도 활동은 흥미를 잃는다. 짧고 강렬한 정보에 익숙해진 뇌는 한 가지 활동에 오랫동안 집중하기 어려워지고, 이는 업무나 학습 능력의 저하로 이어진다. 즉각적인 보상을 추구하는 경향이 강해지면서, 계획적이고 장기적인 목표보다 단기적인 자극에 의존하게 된다. 도파민 시스템이 무너질수록 현실 세계에서 느끼는 만족감은 줄어들고, 이로 인해 전반적인 삶의 행복도가 낮아진다.

도파민 중독에서 벗어나려면, 뇌가 다시 정상적인 보상 체계를 회복할 수 있도록 도와야 한다. 일정 기간 동안 강한 도파민 자극을 의도적으로 피하는 방식이 필요하다. SNS, 유튜브, 게임 등 즉각적인 보상을 주는 활동을 제한하고, 대신 독서, 명상, 산책과 같은 저자극 활동을 늘려 뇌의 민감도를 회복시켜야 한다. 즉각적인 보상보다 장기적인 성취를 경험할 수 있는 활동을 선택하는 것도 중요하다. 운동을 꾸준히 하거나 프로젝트를 완수하거나, 새로운 기술을 배우는 과정에서 우리는 천천히 도파민을 분비하며 보상을 느낄 수 있다.

운동은 도파민 시스템을 건강하게 되살리는 가장 자연스러운 방법 중 하나다. 특히 유산소 운동은 뇌의 도파민 수용체를 증가시켜, 보상 체계를 정상화하는 데 도움을 준다. 단순한 조깅이나 스트레칭조차도 뇌의 회복 과정에 긍정적인 영향을 미친다. 규칙적으로 몸을 움직이면 신경 가소성이 촉진되며, 도파민 시스템이 서서히 정상적인 균형을 찾아간다. 특히 아웃도어 활동은 자연과의 교감을 통해 더욱 효과적으로 스트레스를 줄이고, 신체적 건강과 정신적 건강을 함께 회복하는 데 기여한다.

명상과 마음챙김은 과잉 도파민 반응을 가라앉히고, 현재의 순간을 깊이 느끼게 한다. 하루 10분의 짧은 명상만으로도 도파민 수치의 급격한 변동을 줄이고 감정 조절 능력을 향상시킬 수 있다. 이를 통해 우리는 더 이상 강한 자극을 찾지 않아도 일상의 소소한 즐거움을 되찾을 수 있다. 인간관계에서의 교감은 도파민뿐만 아니라 옥시토신과 세로토닌 같은 긍정적인 신경전달물질을 활성화시킨다. 직접적인 대화와 함께하는 시간이 늘어나면, 우리는 디지털 자극보다 현실의 관계에서 더 큰 만족을 얻을 수 있다.

음악을 감상하거나 악기를 연주하거나, 글을 쓰는 창작 활동 역시 건강한 보상 체계를 회복하는 데 큰 도움이 된다.

창작은 지속적인 몰입을 통해 도파민 시스템을 자연스럽게 재조정한다.

자연 속에서 보내는 시간 또한 회복의 열쇠다. 숲속을 걷거나 바다를 바라보는 것은 디지털 자극과는 다른 본능적 안정감을 제공하며, 뇌의 회복력을 높인다.

현실의 기쁨이 인생을 다시 만든다

도파민 중독에서 벗어나는 과정은 단순한 의지의 문제가 아니다. 우리의 뇌가 점진적으로 회복할 수 있도록 환경을 조정하고, 건강한 습관을 쌓아야 한다. 처음에는 무기력하거나 지루함을 느낄 수도 있지만, 시간이 지나면서 우리의 뇌는 점차 적응하고, 현실에서의 작은 기쁨을 다시 경험하게 된다. 균형 잡힌 일상을 만들기 위해 디지털 기기 사용을 조절하고, 신체 활동과 창의적 활동을 병행하는 것이 중요하다. 더불어 현실 세계에서의 성취감을 회복하기 위한 노력이 병행될 때, 우리는 비로소 도파민 과부하에서 벗어나 진정한 삶의 만족을 찾을 수 있다.

이제 우리는 선택의 기로에 서 있다. 계속해서 강한 자극을 좇으며 현실과 멀어질 것인가, 아니면 도파민의 균형을 되찾고 집중력을 회복할 것인가. 뇌과학이 보여주는 명확한 해답은 하나다. 도파민이 아닌, 현실에서의 경험이야말로 우리를 진정으로 충만하게 만든다는 것이다.

운동을 통해
현실에 집중하는 힘

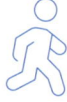

우리는 하루에도 수십 번씩 스마트폰을 확인하고, 끊임없이 새로운 정보를 소비하며, 현실과 단절된 채 살아간다. 하지만 운동을 하는 순간만큼은 다르다. 숨이 가빠지고 심장이 뛰며, 근육이 움직이는 그 순간, 우리의 뇌는 현실에 집중하게 된다. 운동은 단순한 신체 활동을 넘어, 우리의 뇌가 디지털 중독에서 벗어나 현실과 다시 연결되도록 돕는 강력한 도구다.

운동은 어떻게 우리를 현실로 돌려놓을까?

운동은 뇌의 여러 영역을 활성화하며, 우리가 현실에 몰입하도록 돕는다. 특히 운동 중에는 감각 정보가 강하게 자극되는데, 이는 우리가 직접적인 신체 감각과 움직임에 집중할 수밖에 없도록 만든다. 이는 도파민 중독으로 인해 약화된 집중력을 회복하는 데 중요한 역할을 한다.

운동이 현실 감각을 회복시키는 데 효과적인 이유 중 하나는 프로프리오셉션proprioception, 즉 고유수용감각 덕분이다. 이는 우리의 몸이 공간에서 어떻게 움직이고 있는지를 인식하는 능력으로, 운동을 할 때 가장 활발하게 활성화된다. 예를 들어, 달리기를 할 때 발이 지면을 차는 느낌, 팔이 흔들리는 각도, 호흡의 리듬을 인식하는 과정은 모두 뇌가 신체의 움직임을 직접적으로 감지하고 조정하는 과정이다. 이처럼 운동은 신체 감각을 되찾아주며, 디지털 환경에서 멀어진 현실감을 다시 회복하게 만든다.

또한 운동은 전두엽을 활성화시켜, 충동적인 행동을 조절하는 데 도움을 준다. 도파민 중독 상태에서는 즉각적인 보상을 추구하는 경향이 강해지는데, 운동은 이러한 패턴을 차단하고 장기적인 목표 달성을 위한 인내심과 집중력을 키운다. 규칙적으로 운동을 하면 전두엽의 신경망이 강화되어 충동적인 행동이 줄어들고, 현실에서의 의사결정 능력이 향상된다. 즉 운동을 통해 우리 정신의 통제권을 되찾으면서, 우리의 뇌는 다시 현실에 뿌리내리게 되는 것이다.

운동하는 뇌는 스스로 적응한다

운동을 시작하는 순간, 우리의 뇌는 빠르게 변화한다. 특히 유산소 운동은 도파민 수치를 서서히 조절하며, 자연스러운 보상 체계를 회복하도록 돕는다. 디지털 기기를 통해 즉각적인 보상을 추구하는 습관이 몸에 밴 상태에서는 처음에는 운동이 지루하게 느껴질 수 있다. 하지만 일정 시간을 넘기면, 운동 자체에서 오는 만족감이 증가하고, 뇌는 새로운 보상 패턴을 형성하기 시작한다.

규칙적인 운동은 해마 hippocampus의 크기를 증가시키며, 이는 기억력과 공간 인지 능력을 향상시키는 데 도움을 준다. 연구에 따르면, 30분 이상의 유산소 운동을 하면 해마에서 신경세포의 성장과 연결이 촉진되며, 이는 집중력과 학습 능력을 높이는 데 기여한다. 또한, 운동을 하면 스트레스 호르몬인 코르티솔이 감소하면서 불안감과 우울감이 줄어들고, 현실에 대한 인식이 더욱 선명해진다.

운동 중에는 도파민뿐만 아니라 세로토닌과 노르에피네프린 같은 신경전달물질도 함께 분비된다. 세로토닌은 감정 안정과 관련이 깊으며, 우울감을 완화하는 역할을 한다. 노르에피네프린은 집중력을 높이고, 정신적 명료함을 유지하도록 돕는다. 따라서 운동을 하면 자연스럽게 뇌가 균형을 되찾고, 디지털 자극 없이도 현실에서의 만족감을 찾을 수 있게 된다.

운동을 통한 현실 회복은 특정한 운동 방식과도 연관이 있다. 예를 들어, 요가와 같은 명상적인 운동은 호흡과 움직임을 일치시키는 과정에서 현재의 순간에 집중하도록 유도한다. 이는 도파민 과잉 상태에서 벗어나, 현실에서의 감각을 회복하는 데 큰 도움이 된다. 고강도 운동HIIT이나 근력 운동은 짧은 시간 안에 강한 신체적 자극과 피로를 유발한다.

이러한 신체적 몰입은 뇌가 다른 자극에 분산되지 않도록 만들며, 디지털 환경에서 벗어나 현재의 몸과 감각에 더욱 깊이 집중하도록 돕는다.

플로 상태, 깊은 몰입의 순간

운동 중에는 종종 플로 상태flow state를 경험할 수 있다. 시간 감각을 잊고 완전히 몰입하는 순간, 우리는 디지털 세상의 강박에서 벗어나 순수한 현실의 기쁨을 느낄 수 있다. 웨이트 트레이닝에서 정확한 자세를 유지할 때, 러닝 중 호흡과 리듬을 맞출 때, 몸과 마음은 하나가 된다.

운동은 정신의 통제권을 되찾는 일이다. 스마트폰과 SNS는 우리의 주의를 끊임없이 빼앗는다. 미래에 대한 불안, 과거에 대한 후회를 증폭시킨다. 하지만 운동을 하는 동안에는 오직 현재에만 집중한다. 호흡, 심장박동, 근육의 움직임에 몰입하면서 우리는 다시금 현실로 돌아온다.

규칙적인 운동은 도파민 중독을 넘어, 집중력과 삶의 주도권을 회복하는 가장 강력한 방법이다. 움직이는 동안 우리는 다시 살아 있는 자신을 느낀다.

운동으로
삶의 균형을 찾은 사람들

서울의 한 IT 기업에서 근무하는 L씨(34)는 하루 평균 열 시간 이상을 컴퓨터 앞에서 보내는 전형적인 디지털 노동자다. 회사에서는 프로젝트 마감을 위해 야근을 밥 먹듯이 해야 했고, 집에 돌아와서는 스마트폰으로 유튜브와 SNS를 무한히 스크롤하며 시간을 보냈다. 그는 어느 순간부터 현실과 단절된 듯한 느낌을 받기 시작했다. 하루 종일 스크린만 바라보니, 정말 살아 있다는 느낌이 들지 않았고, 모든 게 가짜 같았다고 소회한다.

그러던 어느 날, L씨는 동료의 권유로 러닝 클럽에 참여하게 되었다. 처음에는 달리기가 너무 힘들어 10분도 버티기 어려웠지만, 점점 달리는 시간이 늘어나면서 그는 달리기가 주는 특별한 기쁨을 느끼기 시작했다.

"달리기를 하면, 스크린 속 가짜 세계에서 벗어나 진짜 내가 되는 기분이 들었어요. 땀을 흘리며 달릴 때만큼은 모든 걱정과 스트레스가 사라졌죠."

L씨는 이제 매일 아침 30분씩 달리기를 하며 하루를 시작한다. 달리기를 시작한 지 6개월이 지난 지금, 그는 스마트폰 사용 시간이 절반으로 줄었고, 업무 집중력도 크게 향상되었다고 말한다.

"이제는 스크린에 매달리기보다, 달리기를 통해 현실에서의 삶을 즐기려고 노력해요. 운동이 제 삶의 균형을 찾게 해준 거죠."

한번은 일어나서 나가라

L씨의 이야기는 운동이 정신적 안정과 삶의 균형을 찾는 데 얼마나 중요한 역할을 하는지를 보여준다. 그는 달리기를 통해 디지털 세계에서 벗어나 현실 세계로 돌아오는 법을 배웠다. 그의 변화는 운동이 현대인의 삶에 얼마나 긍정적인 영향을 미칠 수 있는지를 증명하는 생생한 사례다.

L씨의 변화는 개인의 일상에 끼치는 영향뿐만이 아니라, 운동이 뇌와 몸에 미치는 과학적 효과와도 깊은 연관이 있다. 연구에

따르면, 규칙적인 운동은 뇌의 도파민 시스템을 조절하여 스트레스를 줄이고, 기분을 개선하는 데 도움을 준다. 또한, 운동은 뇌의 해마를 자극해 기억력과 집중력을 향상시키며, 우울증과 불안장애의 위험을 낮춘다.

L씨는 이러한 과학적 효과를 직접 체감했다. 달리기를 하면서 마음을 차분히 가라앉힐 수 있었고, 그렇게 하루를 시작하는 긍정적인 에너지를 얻는다.

절망 앞에서 평온해지는 법

L씨와 비슷한 경험을 한 사람은 많다. 대전에서 카페를 운영하는 J씨(29)는 코로나19 팬데믹 이후 심한 우울증을 겪었다. 카페 문을 닫아야 할지도 모른다는 불안감, 미래가 보이지 않아 막막한 느낌이 심해졌고, 절망감이 커지는 것을 느꼈다. 코로나19로 인해 사람을 만나거나 나갈 수도 없어 집에만 있으니 우울감은 더 커져가기만 했다.

J씨는 친구의 권유로 요가를 시작했다. 처음에는 몸이 뻣뻣해 동작을 따라가기 어려웠지만, 점점 몸이 유연해지면서 마음도 편안해졌다.

"요가를 하면 마치 명상을 하는 것처럼 마음이 고요해져요. 이제는 요가를 통해 현실에서의 평화를 찾았어요."

J씨는 요가를 시작한 후 우울증 증상이 크게 완화되었고, 카페 운영에도 다시 흥미를 느끼기 시작했다. 운동은 J씨에게 하나의 전환점이 되었다. 일상의 작은 행복을 탐구하는 즐거움을 알게 된 것이다.

운동은 단순히 개인의 건강을 넘어, 사회적 연결감을 강화하는 데도 큰 역할을 한다. L씨와 J씨는 모두 운동을 통해 새로운 사람들을 만나고, 사회적 관계를 형성했다.

운동을 통해 형성된 사회적 연결감은 정신적 건강을 크게 향상시킨다. 이는 현대인들이 디지털 세계에서 느끼는 고립감을 해소하는 데도 큰 도움이 된다.

L씨와 J씨의 이야기는 운동이 삶의 주도권을 되찾는 데 얼마나 큰 역할을 하는지 보여준다. 운동은 현대인을 디지털 세계에서 벗어나게 하고, 현실 세계에서의 진정한 행복을 찾게 하는 강력한 도구다.

담배 생각날 때
딱 5분 힘차게 걸어라

담배를 끊으려 발버둥칠 때, 가슴이 답답하고 머릿속이 복잡할 때, 손이 먼저 주머니를 뒤지기 전에, 딱 5분, 계단을 오르락내리락해보자. 그 짧은 시간 동안, 당신의 심장은 힘차게 뛰기 시작할 것이고, 차오르는 숨결 속에서 갈증처럼 치밀어 오르던 니코틴의 유혹은 조금씩 가라앉기 시작할 것이다.

운동은 뇌 속 도파민을 자연스럽게 조율하고, 니코틴을 갈망하던 뇌의 회로를 조용히 달래준다.

영국 과학자들은 말한다. 단 5분, 그 짧은 움직임만으로 흡연 욕구는 눈에 띄게 줄어든다고. 몸이 움직이는 동안, 당신의 뇌는 새로운 신호를 받는다. "지금은 버텨도 괜찮다."고 담배를 대신해 당신을 위로해줄 건, 당신 스스로의 숨, 당신 스스로의 심장, 당신 스스로의 두 다리다.

몸을 움직이는 것은, 당신이 당신 자신을 지키는 가장 작은 약속이다.

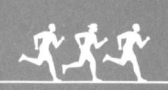

CHAPTER 5

운동을 하면 똑똑해진다

뇌는 유연하다.
그러니 나를 둘러싼 환경이 중요하다.

운동이
뇌 가소성을 높인다

존 레이티 교수는 우리의 뇌를 '단단한 도자기'가 아닌 '말랑말랑한 찰흙덩어리'에 비유한다. 어릴 때 찰흙놀이를 해본 사람이라면 레이티 교수의 비유를 금세 이해할 것이다. 그렇다. 뇌는 끊임없이 변화하는 속성을 지녔다. 이러한 속성을 뇌과학자들은 '뇌 가소성(시냅스 가소성)'이라고 부른다.

'가소성可塑性, plasticity'이란 본래 물리학 용어로, 외부의 힘을 받았을 때 형태가 영구적으로 변하는 성질을 말한다. 뇌에 가소성이 있다는 것은 운동을 하면 근육이 단련되듯이, 뇌도 정보와 경험에 반응하여 그 구조와 기능이 바뀐다는 뜻이다. 뇌는 사용하면 할수록 더 강하고 유연하게 성장할 수 있는 살아 있는 기관이다.

뇌는 당신의 의지에 따라 변한다

한때 과학자들은 인간의 뇌가 태아기나 출생 직후에 대부분 완성되며, 이후에는 거의 변화하지 않는다고 믿었다. 하지만 1960년대 이후, 뇌는 환경에 적응하고 손상된 기능을 회복할 수도 있다는 실험 결과들이 발표되면서 이 관점은 뒤집혔다. 이제 과학계는 출생 이후의 경험과 자극이 뇌의 구조를 변화시킬 수 있다는 사실에 합의하고 있다. 이것이 바로 뇌 가소성이다.

뇌 가소성은 크게 두 가지로 나뉜다. 회복 가소성은 손상된 뇌 조직이 스스로 회복하거나, 다른 조직이 기능을 대신해 회복하는 능력을 뜻한다. 적응 가소성은 기존의 신경회로가 자극에 따라 시냅스를 강화하거나 약화시키는 능력을 말한다.

우리의 뇌는 반복되는 자극과 한경 변화에 반응하여 신경전달물질의 양을 조절하고, 그에 따라 회로의 구조와 반응 방식까지 스스로 바꾸어 나간다.

운동이 뇌 가소성을 활성화한다

이 가소성은 특히 대뇌피질에서 두드러지게 나타난다. 대뇌피질은 기억, 학습, 창의성, 사고력 등 인간의 고차원적인 정신 활동이 이루어지는 곳이다. 이곳에는 수십억 개의 신경세포가 존재하며, 각 세포는 수천 개의 시냅스를 통해 끊임없이 정보를 주고받는다. 이 대뇌피질이 가소성을 지닌다는 것은, 우리의 정신 능력이 고정된 것이 아니라 계속해서 변화 가능하다는 것을 뜻한다.

 더 놀라운 사실은, 이러한 변화는 전 생애에 걸쳐 계속된다는 점이다. 그리고 이 뇌 가소성을 효과적으로 자극하는 가장 확실한 방법이 바로 운동이다. 운동은 신경전달물질의 균형을 조절하고, 새로운 시냅스를 강화하며, 뇌세포의 생장을 돕는 각종 성장인자들_{BDNF, IGF-1, VEGF, FGF-2}의 분비를 촉진한다.

 이 성장인자들은 뇌세포 간 연결을 튼튼히 하고 기억력과 학습 능력을 향상시키며, 감정조절 능력까지 높여준다. 2장에서 다룬 BDNF를 비롯한 성장인자들의 역할을 함께 상기한다면, 운동이 뇌를 바꾸는 힘이 얼마나 과학적으로 탄탄한 근거를 갖추고 있는지 더 분명히 알 수 있다.

장수춤을 배우며 젊어지는 노인들

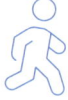

학습은 변화하는 환경에서 우리가 더 잘 적응하기 위해 사용하는 생존의 메커니즘이다. 우리 뇌는 생존에 중요하지 않은 정보를 학습하지 않는다. 미적분은 생존에 필요가 없다고? 그것은 여러분이 판단할 일이 아니라 뇌가 판단할 일이다. 여러분이 여러 번에 걸쳐 입력한 정보에 대해 뇌는 중요성을 인지한다. 이렇게 여러 번 공부할 정도라면 이 정보는 반드시 중요한 정보일 것이라고 판단하는 것이다. 따라서 미적분처럼 생존에는 부차적인 정보라도 여러분이 복습에 복습을 반복하면 뇌는 이 정보를 학습하고 기억하기 위해 최대한의 능력을 발휘한다. 이것을 뇌과학자들은 '장기증강' 메커니즘이라고 부른다.

뇌는 쓸수록 더 잘 활동한다

장기증강은 시냅스에 전기 신호가 반복적으로 가해져 시냅스를 지나는 정보 전달 과정이 수월해지는 현상이다. 마치 길이 없던 숲속에 한두 사람이 걸어다니면서 희미하게 길이 생기고 발걸음이 잦아지면 어느새 든든한 오솔길이 생겨나는 것과 같은 원리다. 시냅스가 강화될수록 정보가 전달되는 신경회로는 탁 트인 고속도로처럼 되어간다. 처음 뜨개질을 배울 때는 한 코를 뜨기도 어렵지만, 미욱하나마 꾸준히 연습하다 보면 어느새 숙달된 솜씨로 멋진 스웨터를 뜰 수 있다. 이미 머릿속에 뜨개질에 대한 정보가 원활히 오갈 수 있는 신경회로가 마련된 덕분이다.

훌륭한 고속도로와도 같은 신경회로를 만드는 데 드는 비용은 많지 않다. 그저 하루 30분의 운동이면 된다.

운동이 장기증강을 통해 학습능력을 높이는 데 사용하는 주요 장비는 BDNF다. 세균배양 접시에 신경세포 샘플을 놓고 운동할 때 분비되는 성장인자인 BDNF를 뿌려 관찰해본 실험 결과, 수상돌기가 자라면서 새로운 가지들을 길러냈다. 수상돌기는 신경세포들 간의 정보 교환에서 수신자의 역할을 한다. BDNF가 수상돌기를 자라나게 하고 새로운 가지들을 길러냈다는 것은 정보의 수신이 증대된다는 의미로, BDNF가 기억력·정보처리능력·학습력·

집중력 등 인지능력을 향상시키는 두뇌의 비료임을 증명한다.

운동을 하면 즉각적으로 BDNF가 방출되고 BDNF는 어떤 처방보다 강력하게 인지능력을 향상시킨다. 쥐 실험을 통해 운동이 BDNF의 수치를 높이는 것을 보여준 칼 코트만 박사는 운동의 가장 뛰어난 효과로 학습 속도 개선을 꼽았다. 2008년 독일의 한 연구에 따르면, 사람들이 운동하기 전보다 운동을 한 후에 단어를 20퍼센트 더 빨리 외운다고 한다.

뇌가 젊어지는 춤, 장수춤

한복을 곱게 차려입은 노인들이 얼굴을 마주보고 춤을 춘다. 마음대로 몸이 움직여지지 않아 다리가 꼬이고, 누군가는 순서를 잊어 혼자 돈다. 그 모습을 보며 서로 배를 잡고 웃는다. 안양복지회관에서 만난 장수춤 추는 노인들의 모습이다.

새신랑, 새색시처럼 차려 입고 신명나게 춤을 추는 노인들의 모습은 영락없는 이팔청춘 이몽룡과 성춘향이다. 한마디로 행복해 보였다.

장수춤 체조는 1995년 서울대학교 의과대학 체력과학연구소에서 노인 장수를 위한 건강법의 하나로 개발한 프로그램이다. 아리랑 등 전통 가락에, 노인들의 신체 상태에 적합한 느린 안무를 맞춰 만들었다. 수강생 중 한 분인 W할머니는 매번 두 시간씩 춤을 춘다. 젊은이에게도 쉽지 않은 일이다. 하지만 정 할머니는 춤추는 것이 너무 좋아 집에서도 이 시간만 기다린다며 웃었다. 음악을 틀어놓으면 저절로 몸이 움직인다는 W할머니는 몸이 말을 듣는 한 계속 장수춤을 즐기고 싶다고 했다. 70세의 S할머니는 일찍부터 등이 굽었지만 장수춤을 추면서 굽은 등이 반듯하게 펴졌다고 한다. 가족과 친구들의 젊어졌다는 칭찬에 회관에만 오면 절로 덩실덩실춤이 나온단다.

장수춤 회원들은 그냥 서 있기만 해도 힘든 두 시간 동안 계속 춤을 추다 보니, 어느새 다리가 튼튼하고 허리가 건강해졌다고 했다. 그뿐만이 아니다. 몸이 튼튼해진 것 이상으로, 머리가 젊어지는 느낌을 받는다고 입을 모았다.

춤도 운동이 된다

최근 챌린지라는 이름으로 가벼운 동작을 반복하거나 가수들의 안무 일부를 짧은 영상으로 올리는 것이 유행이다. 가수들의 춤을 따라 해보면, 짧은 안무라도 음악과 동작을 숙지하지 않으면 춤추기 어렵다는 것을 알 수 있다. 이미 몸과 머리가 많이 굳어버린 노인들에게 새로 익히는 춤이 얼마나 어려울지는 두 말 할 나

위가 없다. 춤을 추려면 계속 다음 동작을 머리에 그려야 하고 한순간도 긴장을 놓아서는 안 된다. 한 동작을 하는 동안에도 손동작과 발동작을 함께 맞추려면 계속 균형감각을 유지해야 한다. 노인의 경우, 발 한번 잘못 디디면 다칠 수도 있기 때문에 몇 배의 주의력이 필요하다. 이렇게 신경을 써서 몸의 움직임을 조절하는 춤이 노인의 뇌에는 어떤 도움을 주고 있을까?

서울대병원의 도움을 받아 3년 이상 꾸준히 장수춤을 연습해온 70세 이상 노인 열여섯 명의 신체능력과 인지능력을 알아보았다. 이들의 근지구력과 심폐지구력을 측정해본 결과 동년배 평균치보다 훨씬 높았고, 건강 나이도 실제보다 평균 3세나 어리게 나왔다. 신체능력이 양호한 셈이다. 그렇다면 인지능력은 어떨까?

평균낱말 맞추기, 도형 연결하기 등을 통해 경도인지장애 여부도 점검했다. 경도인지장애란 기억력과 행동능력, 인지능력 등이 조금씩 떨어지는 정상적인 노화와 치매 사이의 중간 상태를 말한다. 일상생활을 하는 데는 별다른 지장이 없지만 단순한 건망증보다는 더 자주 무언가를 잊어버리는 상태로, 경도인지장애 여부를 확인함으로써 치매를 예측할 수 있다. 매년 경도인지장애가 치매로 발전하는 경우는 10~15퍼센트 정도이다. 검사 결과, 장수춤을 연습해온 열여섯 명의 노인들 중 경도인지장애 증상을 보인 사람은 단 한 명도 없었다. 치매가 없는 것은 물론, 치매가 생길 가능성도 현재로선 없다는 분석이다.

기억을 지키는 가장 확실한 방법

2025년 현재, 우리나라의 치매 노인 수는 65세 이상 노인 전체 인구의 약 약 9.17퍼센트에 해당하는 97만 명으로 추정된다. 이는 고령화 속도가 빠르게 진행되면서 치매 환자 수가 지속적으로 증가한 결과다. 이대로라면 2026년에는 100만 명을 넘어설 것으로 전망된다. 전문가들은 고령화 속도가 그 어느 나라보다 빠르기 때문에 치매 증가세도 가파를 것으로 예상하고 있다.

치매는 소중한 기억을 앗아가 망각의 늪으로 빠뜨리는 끔찍한 질병으로, 어찌 보면 환자 가족들에게는 암보다 더 무서운 병이다. 치매를 예방하는 방법 중 검증된 것은 꾸준한 운동과 지적 활동, 식사 관리다. 누군가가 평생 기억과 소중하게 맺은 모든 인연을 빼앗아가려 한다면 여러분은 아마도 기를 쓰고 저항할 것이다. 그런 일을 겪지 않으려면 지금 당장 운동을 시작해야 한다.

운동하는 노인의 뇌는 20대와 비슷하다

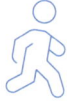

　　미국 일리노이대학교의 아서 크레이머Arthur Kramer 교수는 15년 넘게 걷기 운동이 노인들의 뇌에 미치는 영향을 밝혀내는 데 헌신해온 학자다. 크레이머 교수가 오랜 연구 끝에 내놓은 결과는 실로 놀랍다. 오랜 시간 규칙적으로 운동하는 노인의 뇌가 20대 젊은이의 뇌와 비슷하다는 것! 노인들을 대상으로 장기간 운동을 시킨 후 뇌를 촬영하자 고차원적 사고를 담당하는 부위가 눈에 띄게 활성화되었으며 그 수준은 20대와 비슷할 정도였다.

　　크레이머 교수의 연구팀은 운동을 하지 않고 주로 앉아서 생활해온 60~80대 노인들을 모집해 1주일에 3일, 하루에 한 시간 정도의 걷기 운동을 처방했다. 프로그램에 따라 운동 기간은 6개월에서 1년까지 지속되었다. 연구팀은 노인들의 운동 전후 지각력, 기억력, 의사결정력, 주의력의 변화를 알아보기 위해 MRI와 fMRI로 뇌를 촬영했다. 이 사진을 통해 운동이 뇌의 기능과 구조에 미치는 영향을 확인할 수 있었다.

1주일에 3일, 6개월의 효과

수 년에 걸친 연구 결과, 노인들이 1주일에 3일씩 6개월 동안 운동을 하면 기억력, 의사결정력, 주의력이 15~20퍼센트 정도 향상되는 것으로 밝혀졌다. 또한 뇌 사진에서는 신경세포의 세포체와 축삭, 뇌 조직이 증가한 것으로 나타났다. 다양한 차원의 인지능력과 행동을 돕는 신경회로의 효율성도 증가했다.

크레이머 교수는 "운동을 하면 뇌로 전달되는 혈류량이 증가하고 뇌혈관도 증가한다."고 말했다. 더불어 일부 뇌 부위, 특히 기억과 학습을 관장하는 해마의 신경세포 수가 두드러지게 증가한다고 했다. 전전두엽과 측두엽 피질도 활성화되는데, 이 부위는 뇌에서 기억과 의사결정 등 고차원적 사고를 담당하는 곳이다.

다음 그림은 운동한 노인과 운동하지 않는 노인의 헤모글로빈 농도를 그래프화한 것이다.

뇌신경 촬영에서 크레이머 교수가 가장 주목한 것은 뇌의 전류 활동 변화였다. '그림 04'를 보면 세로축은 혈액 속 헤모글로

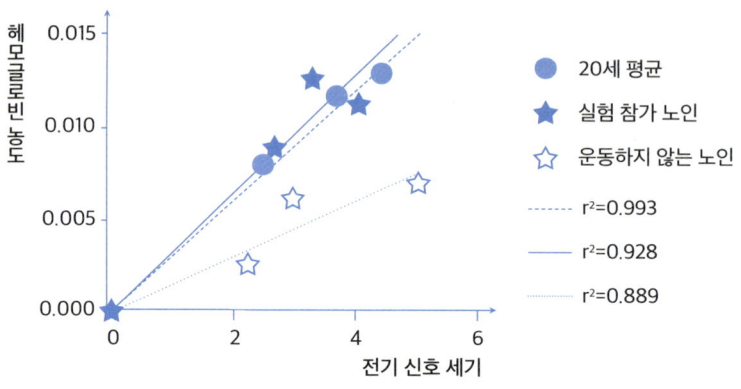

그림 04. 신경세포의 활동과 혈류량의 관계

빈의 양, 즉 뇌 속의 혈류량을 나타낸다. 그리고 가로축은 대뇌피질의 전기 신호 세기다. 뇌 속의 모든 정보는 전기 신호의 형태로 소통되기 때문에 전기 신호의 세기는 곧 뇌의 정보처리량을 의미한다. 뇌에 공급된 혈류량과 뇌의 활동량 사이 관계를 나타낸 이 그림을 살펴보면, 운동을 많이 하는 노인의 경우 운동을 하지 않는 노인에 비해서 뇌 속으로의 혈액 공급과 뇌의 전기 활동이 월등히 왕성하게 일어나고 그 수준이 20대와 거의 비슷하다는 것을 확인할 수 있다.

실험 참가자들은 60대의 비교적 젊은 노인에서부터 80대의 고령까지 포함되어 있었다. 그런데 놀랍게도 나이가 실험 결과에 영향을 미치지 않는 것으로 나타났다. 나이에 상관없이 모든 노인들은 운동을 한 후 뇌 기능이 향상되었다. 또한 젊은 시절부터 운동을 꾸준히 해오지 않았던 참가자들도 운동의 혜택을 누린 것으로 나타났다.

운동에는 늦은 때란 없다

크레이머 교수는 말한다.

"건강한 식생활, 지적 활동, 그리고 운동. 이 세 가지가 뇌를 가장 건강하게 만든다. 하지만 지금껏 못해왔다고 해도 괜찮다. 지금이라도 걷기 시작하면, 뇌는 반드시 그 신호를 알아차리고 응답할 것이다."

걷는다는 것은 단순한 신체 활동이 아니다. 그건 뇌에게 보내는 '아직 살아 있노라.'라는 선언이다.
그 선언이 쌓이면, 노화의 속도보다 회복의 리듬이 더 빨라진다.

체력 강한 아이들이
성적도 높다

찰스 힐먼Charles Hillman 교수는 운동선수가 머리가 나쁘다는 편견에 단호히 반대한다. 직접 아이스하키 선수로 활동했고, 지금도 주 6회 아이스하키를 즐기는 그는 신경과학자이자 운동생리학자로서 이렇게 말한다.

"운동은 뇌를 발달시키지, 절대 둔화시키지 않는다."

그는 오랫동안 운동선수의 지적 능력에 대한 왜곡된 시선에 문제의식을 가져왔고, 특히 자신의 수업에서 늘 최상위권에 드는 이들이 여자 크로스컨트리 선수들이라는 사실이 그 믿음을 더욱 굳혀주었다. 이 믿음은 동료 교수 다를라 카스텔리Darla M.Castelli 와의 협업을 통해 본격적인 연구로 이어졌다.

운동선수는 왜 똑똑한가

힐먼 교수팀은 3학년과 5학년 학생 259명을 대상으로 기초체력과 학업 성취도의 상관관계를 분석했다. BMI(체질량지수) 측정과 함께 달리기, 팔굽혀펴기, 윗몸일으키기 등 체력 테스트를 실시했고, 각 아이들의 산수와 읽기 성적을 학교로부터 받아 비교했다. 그 결과, 심폐기능이 뛰어난 아이일수록 성적도 높았다.

달리기, 수영, 조깅, 자전거타기를 꾸준히 한 아이들이 높은 점수를 받았고(그림 05 참조), 반대로 체질량지수가 높을수록 성적은

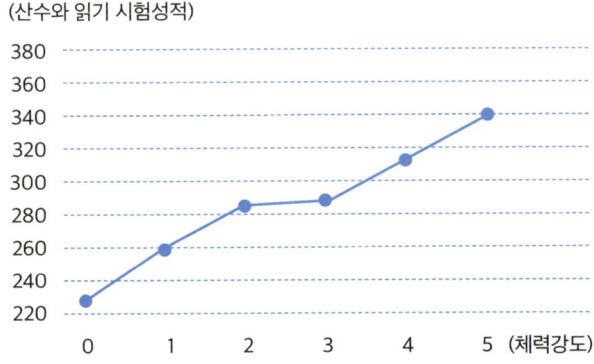

그림 05. 체력과 산수·읽기 시험성적의 상관관계를 알아본 결과, 꾸준한 운동으로 체력이 강한 학생들이 성적도 높았다.

낮아지는 경향을 보였다.

 힐먼 교수는 여기서 멈추지 않고 신경학적 검사를 추가했다. 아이들의 머리에 뇌파 측정기를 씌운 뒤, 집중력과 기억력, 정보처리 속도를 살폈다.

 결과는 명확했다. 체력이 좋은 아이들의 뇌파 활동이 훨씬 활발했으며, 복잡한 과제를 해결할 때 더 많은 신경세포를 동원했다.

 이들은 특히 '집중해야 할 자극'이 주어졌을 때 높은 성과를 보였다. 즉 신체적 건강은 인지 자원의 효율의 배분과 집중력 향상에 기여한다는 것이다. 기억력 측정 실험에서도 유의미한 차이가 있었다.

 두 개의 실험 조건 중 단순히 '사람이 남자인가 여자인가'와 같은 정보는 두 그룹 모두 잘 기억했다. 하지만 '그 사람이 집주인인가 손님인가'처럼 관계를 기억하는 조건에서는 체력이 좋은 아이들이 무려 10퍼센트 이상 높은 정확도를 보였다. 이는 관계 기억을 담당자하는 해마 기능과 운동의 상관관계를 시사한다. 앞서 크레이머 교수의 연구처럼, 운동은 해마의 구조와 기능을 발달시킨다는 것을 다시 한 번 증명한 것이다.

공부만 해서는 안 되는 이유

우리는 대체로 공부를 잘하려면 다른 데 한눈팔지 않고 오로지 학업에만 열중해야 한다고 알고 있다. 하지만 힐먼 교수의 연구 결과를 보면, 공부와 운동을 병행하는 학생들이 공부만 하는 학생들보다 오히려 성적이 높은 것으로 나타났다. 힐먼 교수는 강조한다.

"아이들이 운동을 하는 것은 시간 낭비가 아닙니다. 운동을 하는 학생들은 운동을 하지 않는 학생들에 비해 성적이 우수할 뿐만 아니라 그보다 더 중요한 건강과 체력이 훨씬 뛰어나기 때문입니다."

힐먼 교수가 이렇게 학생들에 미치는 운동 효과의 연구에 매진하는 것은 두뇌능력에 관한 한 무엇보다 조기 개입이 중요하다고 생각하기 때문이다. 운동을 통한 체력의 차이가 뇌 건강의 차이를 만들어내는 것이 확실하다면, 먼저 공부에만 집중하고 대학에 간 이후에, 아니면 성인병을 얻은 이후에 운동을 시작하는 것은 너무 늦다. 또 운동을 어려서부터 시작하면 자연스럽게 습관으로 기를 수 있다는 이점도 있다. 어릴 때부터 운동에 습관을 들이면 성인이 되어서도 쉽게 유지할 수 있지만, 성인이 된 이후에는 막상 운동을 시작하기도 어렵고 중도에 쉽게 포기할 가능성이 높기 때문이다.

간헐적 운동도
효과가 있다

그렇다면 가장 먼저 떠오르는 질문은 하나다. 운동 습관을 어떻게 들이느냐 하는 것이다. 여기서 소개하고자 하는 방식은 바로 축적 운동법이다. 달리 말하면, 간헐적 운동법이라고도 할 수 있는데, 매일 하지 않아도 운동량은 쌓인다는 취지의 운동법이다.

바로, 1주일에 세 번, 1일 30분 이상 운동할 것. 이른바 '스포츠7330' 캠페인은 생활 속에서 가장 흔히 접할 수 있는 운동 실천 지침이다. 정부는 국민 건강을 개선하기 위해 2005년부터 국민생활체육협의회와 함께 범국민 스포츠 참여 캠페인인 스포츠7330을 홍보해왔다. 스포츠7330은 1978년에 미국스포츠의학회 American College of Sports Medicine, ACSM가 제시한 운동 가이드라인을 토대로 만든 운동법이다.

운동법의 시작, 7330 법칙

"일주일에 세 번, 한 번에 30분 이상."

한때 우리나라 정부도 보급해온 국민 운동 캠페인, '스포츠 7330'은 우리가 가장 흔하게 들었던 운동 실천 지침이다. 이것은 1978년 미국스포츠의학회ACSM의 운동 가이드라인에 기초하고 있다. 그들은 말한다. 운동의 효과는 대략 48시간 지속되기 때문에 이틀에 한 번 이상, 30분 이상은 움직여야 한다. 거기에 더해 그 30분은 가볍게 산책하는 것이 아니라 지방이 연소될 만큼 땀 흘리는 고강도 운동이면 더 좋다.

중강도 운동	고강도 운동
• 빨리걷기(4.8km/h 이상) • 자전거타기(25km/h 이하) • 아쿠아에어로빅 • 테니스(복식) • 스포츠댄스	• 경보, 조깅, 마라톤 • 수영 • 테니스(단식) • 에어로빅 • 자전거타기(25km/h 이상) • 줄넘기

그림 06. 미국인을 위한 운동 가이드라인에 따른
중강도 운동과 고강도 운동의 예

쉬어도 괜찮아

어바인 캘리포니아대학교 칼 코트먼(Carl Cotman) 교수는 쥐를 세 그룹으로 나누어 각각 2일, 4일, 7일 동안 자유롭게 달리게 한 뒤 BDNF 수치 변화를 측정했다.

흥미로운 발견이 있었는데, 운동을 잠시 쉬더라도, 다시 시작하면 해마가 기억하고 있던 가장 높은 수준의 BDNF를 복귀한다는 것이다. 다시 말해, 매일 완벽하게 운동하지 못해도 괜찮다. 움직이기 시작하면 뇌는 잃었던 활력을 되찾는다.

무리한 목표 말고 실현 가능한 목표

《미국인을 위한 운동 가이드라인》에서는 하루 권장 운동량 대신 1주일을 기준으로 바람직한 운동량을 제시해 축적 개념의 범위를 더욱 넓혔다. 즉 '하루'에 총합 30분이 아니라 '1주일'에 총합 150분의 중강도 운동을 축적하기만 하면 된다는 것이다(고강도 운동의 경우 1주일에 총 75분). 단, 한 번 운동의 최소 단위시간은 역시 10분이다. 또한 하루에 150분 동안 몰아서 운동하기보다는 1주일에 최소 3일 이상에 걸쳐서 150분을 채워야 충분한 건강 효과를 볼 수 있다. 예컨대, 1주일에 일요일 하루만 두세 시간 등산하는 것은 어떨까? 이 경우 1주일에 필요한 총 운동 시간(150분)을 채우기 때문에 건강 효과가 아주 없는 것은 아니지만 가이드라인이 보증하는 축적 효과, 즉 "심폐능력을 키우고 다양한 질병을 예방하는" 효과를 충분히 얻기는 어렵다. 1주일에 3일 이상, 1번에 10분 이상 빨리걷기로 총 150분의 운동량을 채우는 것, 이것이 축적 효과를 볼 수 있는 확실한 운동법이다.

운동의 축적 효과가 검증되었다고 해서 한 번에 30분 이상 운동할 수 있는 사람들이 꼭 시간을 쪼개서 운동할 필요는 없다. 실험마다 다소 차이는 있지만, 10분씩 3번 운동하는 것보다 한 번에 30분 운동하는 것이 심폐능력을 더 좋게 한다는 결과가 많다.

10분씩 3번 운동하는 것으로도 심장병을 예방하고 체지방을 줄일 수 있다. 하지만 한 번에 20분, 30분 이상 걷고 뛴다면 심폐능력이 더 좋아지는 것은 당연하다. 다만 '축적'은 한 번에 30분씩 운동할 시간을 내기 어려운 사람, 이제 막 운동을 시작하는 사람 혹은 쉬지 않고 운동하는 것이 신체적으로 부담되는 사람도 운동의 건강 효과를 누릴 수 있다는 메시지다.

앞서 말했듯이, 스포츠과학자들은 축적되는 운동량의 최소 단위 시간을 10분으로 본다. 아직까지는 그 이하의 운동량도 축적되는지에 대해 연구 결과가 충분히 쌓이지 않았기 때문이다. 하지만 10분 이내의 운동도 축적된다는 주장을 입증하는 논문들도 속속 발표되고 있다. 미국의 의학 저널 《예방의학 American Journal of Preventive Medicine》에는 1일에 5분씩 여섯 번 매일운동을 하면 심폐 능력이 좋아지고, 과체중인 사람의 경우 체질량지수도 정상 수준으로 돌아온다는 내용의 논문이 실렸다.

운동 부족인 젊은 여성들에게 1일에 2.5분씩 여섯 번 계단 오르내리기를 시키자 심폐능력이 유의미하게 증가했다는 연구도 있다. 한 번에 30분 운동한 만큼의 효과에는 못 미쳐도, 5분씩 여섯 번의 운동이 어느 정도 건강상의 효과를 보인다는 뜻이다.

"서 있는 것이 앉아 있는 것보다 낫고, 움직이는 것이 서 있는 것보다 낫다."

블레어 박사가 자신의 저서 《운동과 더불어 살기 Living with Exercise》에서 한 말이다. 최근의 스포츠과학 연구들은 단 몇 분이라도 몸을 움직이면, 아예 안 움직이는 것보다는 건강해진다는 사실을 우리에게 증명한다. 오랜 시간 앉아서 일해야 하는 사람, 운동할 시간을 10분도 내기 어려운 사람이라도 지레 포기하지 말고 짬이 날 때마다 스트레칭이나 산책을 하면서 몇 분씩이라도 몸을 움직이는 습관을 들이자. 그 작은 시작이 내일의 건강을 만든다.

복잡한 동작이
뇌 가소성을 높인다!

　　　　　　　　　운동을 하면 뇌가 발달한다는 것은 확실하다. 그러나 어떤 운동을 얼마만큼 해야 뇌를 최적화할 수 있는가에 대해서는 아직 연구를 시작하는 단계에 있다. 운동과 뇌에 대한 이제까지의 연구들 대부분은 중강도의 유산소운동을 변수로 사용했다. 최대심박수의 50~70퍼센트 정도인 중강도 유산소운동은 중요 성장인자인 BDNF를 만들어내 신경세포의 생장을 돕고, 신경전달물질의 분비를 촉진하며, 신경세포들 간 시냅스 형성을 강화해 뇌 기능을 향상시킨다.

　존 레이티 교수는 뇌 가소성을 더욱 높이려면 유산소운동에 요가 같은 복잡한 동작을 습득하는 운동을 병행하라고 충고했다. 복잡한 동작을 배워 익혀야 하는 운동은 유산소운동이 만들어낸 새로운 세포와 혈관을 사용할 수 있도록 네트워크를 강화하고 확장한다. 신경세포들 간 전기 신호의 질과 전달 속도를 향상시키고 시냅스의 형성도 증대시키면서 신경회로를 발달시키기 때문이다. 동작이 복잡할수록 신경회로는 더욱 정교해져서 고도의 인지능력을 발휘하는 데 유익해진다는 것이 레이티 교수의 설명이다.

요가, 발레, 체조, 피겨스케이팅, 필라테스, 태권도 등 각각의 고유 동작을 배우고 익히는 운동에는 뇌 전체에 퍼져 있는 신경세포가 관여한다. 무용가에 대한 한 연구를 보면 정형화된 리듬보다 불규칙한 리듬에 맞춘 동작이 뇌 가소성을 더욱 더 높이는 것으로 나타났다.

복잡한 운동을 배울 때 누구나 처음에는 서툴고 거칠게 움직이지만, 소뇌와 기저핵과 전전두엽 피질을 연결하는 회로가 운동에 관여하면서 동작이 점차 정확해진다. 동작을 계속 반복하면 신경섬유 주위에 미엘린이라는 두꺼운 층이 형성된다. 전선을 둘러싼 피복처럼 신경섬유를 감싸주는 미엘린이 만들어지면, 정보를 전달하는 전기 신호의 속도와 질이 향상되면서 회로의 효율성도 높아진다.

그러니 만약 젊고 건강한 뇌세포와 탁 트인 신경회로를 동원해 어려운 과제들을 성취해내고 싶다면, 유산소운동뿐 아니라 복잡한 동작이 포함된 운동을 하라.

CHAPTER 6

창조력의 엔진, 운동

창조력은 고요한 책상 앞이 아니라,

뛰는 심장 속에서 피어난다.

창조의 힘, 몰입

"물구나무서기, 명상과 운동은 엔도르핀을 최대치로 끌어올려 최고의 아이디어를 샘솟게 한다."

명상 전문가나 운동 트레이너의 말이 아니다. '컴퓨터 같은 두뇌'를 가졌다는 평을 듣는 투자 전문가 빌 그로스Bill Gross의 고백이다.

세계 최대 채권펀드 전문 운용회사인 핌코PIMCO의 창업자이자 '채권왕'으로 불리는 빌 그로스. 고령의 나이에도 불구하고 여전히 금융계에서 존경받는 현인으로, 전 세계 채권 시장에 막강한 영향력을 발휘하고 있다. 현재 그는 핌코의 고문으로 활동하며, 젊은 금융 전문가들을 위한 멘토링 프로그램에 참여하고 있다. 또한, 블로그와 소셜 미디어를 통해 시장 분석과 투자 조언을 제공하며, 금융계의 리더로서의 입지를 굳건히 지키고 있다.

2005년 10월, 빌 그로스는 투자자들에게 서브프라임모기지(비우량 주택담보대출)의 위기를 경고한 뒤 관련 투자를 회수해 금융위기로부터 투자자들을 지켜냈다. 2008년에는 패니메이와 프레디맥이 붕괴 위기에 놓이자 과감한 투자를 결정해 단 하루 만에 무려 17억 달러(당시 약 1조 9600억 원)를 벌기도 했다. 세계적인 경제위기 속에서도 가장 믿을 만한 투자책을 내놓는 투자 전문가의 성공 비결이 바로 운동이라면?

바쁠수록 규칙적으로 운동을 하는 이유

2025년 현재, 운동은 창의적인 투자 아이디어를 떠올리는 데 필수적인 도구로 자리 잡았다. 빌 그로스는 여전히 매일 아침 조깅을 통해 뇌를 깨우고, 새로운 투자 전략을 구상한다. 그는 "운동은 나의 두 번째 투자 전략 회의다."라고 말하며, 운동이 투자 성공의 열쇠임을 강조한다.

빌 그로스가 투자 아이디어를 결정짓는 곳은 대부분 책상 위가 아니라 요가매트 위다. 그는 한 잡지 인터뷰에서 자신은 요가의 물구나무서기 자세에서 투자 타이밍을 잡고, 블랙잭에서 베팅의 기술을 익혔다고 고백했다. 금융 시장은 판세의 전후를 읽는 통찰력과 과감한 판단력을 필요로 하는 곳이다. 가장 복잡하고 치밀한 두뇌 회전이 필요한 곳에서 운동은 바로 효과를 발휘하고 있다.

그로스는 지난 12년간 꾸준히 해온 운동이 자신의 두뇌에 좋은 영향을 미쳤다고 증언한다. 그는 매일 아침 거르지 않고 체육관을 찾아 여러 가지 아이디어를 모은다. 요가와 몇 가지 근력운동을 꾸준히 해오고 있는데, 운동을 마치면 "전구가 켜지면서 뭔가에 집중하게 된다."는 것이 그의 생각이다.

요가는 눈코 뜰 새 없이 긴박하고 혼잡한 월가에서 제왕으로 군림하는 그로스에게 조용히 고도로 집중할 수 있는, 그리하여 창조적인 아이디어를 이끌어낼 수 있는 '몰입'의 기회를 주었다. 우리는 어떤 일을 열심히 하면 잘할 수 있을 것이라고 생각한다. 하지만 공부에서나 업무에서나 단순히 '열심히 하는 것work hard'만으로는 해결되지 않는 것이 많다. 이때 필요한 것인 '열심히 생각하는 것think hard'이다.

사과가 떨어지는 것을 보고 만유인력의 법칙을 발견했다는 뉴턴의 경우처럼, 역사상 창조적인 발견들은 우연한 영감에 의해 이루어지는 경우가 많았다. 그래서 창조성을 연구하는 사람들은 창조성의 중요한 특징으로 우연성을 꼽는다. 아인슈타인 역시 상대성원리를 어느 날 아침 침대 위에서 '우연히' 생각해냈다고 말했다. 하지만 창조적인 발견에 이르기까지 그 '우연'의 뒤편에 숨어 있는 것을 간과해서는 안 된다. 다름 아닌, 그들이 생각에 투자한 시간과 에너지다. 뉴턴은 먹고 자는 것도 잊은 채 생각에 몰두했고, 아인슈타인은 꿈에서라도 아이디어를 얻기 위해 머리맡에 메모지를 두고 잤다고 한다. 우리가 흔히 '천재'라고 부르는 창조성의 대가들에게도 말 그대로 '우연한' 영감이란 없었다. 다만, 고도로 집중한 상태에서 생각하고 또 생각하는 몰입적 사고가 있었을 뿐이다.

몰입 이론의 창시자 미하이 칙센트미하이Mihaly Csikszentmihalyi는 우리의 심리적 에너지인 주의력이 구체적 목표에 집중적으로 투자되고 우리 능력이 최적의 상태로 활용되는 경험, 물아일체나 무아지경과도 같은 그 최적 경험optimal experience을 '몰입'이라고 명명했다. 누구나 한번쯤 어떤 과제를 달성하기 위해 주의를 집중한 나머지 누가 부르는 소리도 듣지 못하고 배고픈 것도 느끼지 못한 경험이 있을 것이다. 이것이 몰입 체험이다. 화가가 정열에 휩싸여 그림을 그릴 때, 수학자가 자기만의 방법으로 증명을 완성할 때, 등산가가 위태로운 산등성이를 오를 때 그들 모두는 몰입을 경험한다. 몰입 상태에서는 자신조차 미처 발견하지 못했던 능력을 발휘하게 된다. 또 목표에 집중하는 동안, 그리고 마침내 목표를 달성한 다음에 지극한 쾌감을 느끼게 된다.

이러한 순간은 오랫동안 뇌리에 남아 삶의 랜드마크landmark가 된다.

위기에 몰렸을 때 빠져나오는 힘

우리나라에 몰입 열풍을 불러온 이는 서울대학교 재료공학부의 황농문 교수다. 장기간의 몰입 훈련을 통해 한국과학총연합회 최우수논문상에 빛나는 연구 성과를 거둔 황 교수는 자신의 저서 《몰입: 인생을 바꾸는 자기 혁명》에서 몰입을 이렇게 설명한다.

"아프리카의 초원을 거닐다가 사자와 마주쳤다고 하자. 이때는 이 위기를 어떻게 빠져나갈까 하는 것 이외에는 아무 생각이 없을 것이다. 극도의 긴장으로 말미암아 한 가지 목표를 위해 자신의 최대 능력을 발휘할 수 있는 정신의 비상사태, 이것이 바로 몰입이다."

오늘날 우리가 야생의 사자를 맞닥뜨릴 일은 세렝게티 평원으로 여행을 간다면 모를까, 거의 없다. 하지만 살아가면서 몰입이 필요한 위기 상황은 종종 찾아온다. 내일모레 고객을 위한 프레젠테이션이 예정되어 있지만 턱없이 시간이 부족하거나, 중요한 시험을 앞두고 1점이라도 더 점수를 올려야 하는 상황에서는 목표 달성을 위해 자기가 갖고 있는 모든 것의 최대치를 쏟아부어야 한다. 선택의 여지없이 몰입에 빠져드는 것이다. 그러면 신기하게도 평소에 어렵고 불가능하다고 생각해서 엄두도 내지 못했던 일들을 척척 해내게 된다. 이는 몰입이 잠재력을 깨우기 때문이다.

소니의 신화를 이룬 '불타는 집단'은 몰입을 통해 세계적인 성공을 거둔 대표적인 사례다. 오디오 기기 분야에서 격렬한 경쟁이 벌어지던 시기, 소니에서는 일반적인 상황에서라면 3~4년 정도 걸려야 개발할 수 있는 업무용 디지털 기기를 반년 만에 만들어내야 했다. 이를 위해 개발자들은 철야 근무를 하면서 개발에 전념했는데, 그 과정에서 마치 '스위치'가 켜진 것처럼 아이디어가 생겨났다고 한다. 소니의 독창적인 제품들은 이 시기에 '불타는 집단'이 집중적으로 만들어냈다. 평범한 엔지니어들이 위급한 상황에서 고도로 몰입을 함으로써 숨은 잠재력을 발휘해 비범한 성과를 이룬 것이다.

몰입의 에너지원, 운동

우리는 앞서 집중과 몰입을 방해하는 도파민 중독과 운동이 중독에서 벗어나는 데 도움이 된다는 것을 확인했다. 이제 더 나아가 위기를 돌파하는 몰입의 경험에 대해 살펴보고자 한다.

몰입을 통해 우리는 두뇌의 숨겨진 능력을 끄집어내 극대화하며, 평소보다 훨씬 빠른 속도로 사고를 전개함으로써 평소에는 풀리지 않던 문제도 새로운 방식으로 접근해 해결할 수 있다. 또한 몰입 뒤에 따르는 만족감 내지 행복감은 순전히 자신의 능력으로 얻은 것이기 때문에 의식을 더욱 고양시킨다. 황농문 교수는 그간의 문제 해결 패러다임을 '몰입'으로 전환해야 한다고 주장한다. 열심히 일하는 것이 아니라 열심히 생각하는 것으로 패러다임을 바꾸면 10배, 100배, 1,000배까지 잘해낼 수 있다고 믿기 때문이다.

그렇다면 어려운 문제를 풀 수 있게 하는 몰입의 기제는 무엇일까?

몰입의 매커니즘

황 교수에 따르면, 하나의 문제에 매달려 며칠 동안 생각을 거듭하면 우리 몸은 문제 해결 과정 자체를 위기 상황으로 받아들인다. 반복적이고 집중적으로 사고하면 뇌는 이 문제를 생사와 직결된 문제로 판단해 우리 몸에 비상사태를 선포하고 문제를 해결하는 데 온 힘을 쏟는다는 것이다. 앞에서 살펴본 뇌 가소성을 떠올려보자. 뇌에 어떤 정보가 반복적으로 들어오면 신경 체제는 그 정보를 처리하고 기억할 수 있는 배선을 늘리고 강화한다. 즉 여러 번 입력된 정보가 또 들어올 경우 신경세포들 간 전기 신호의 양이 늘어나고 전기 신호의 전달 속도가 빨라지며, 시냅스 형성도 증대하면서 신경회로가 확장되는 것이다. 이러한 일련의 뇌 기능은 몰입 상태일 때 더욱 더 정교해진다.

한편 몰입에 뒤따르는 만족감, 행복감 같은 긍정적인 감정은 신경전달물질과 밀접한 관련이 있다. 우리가 몰입에 들어가면 도파민이 쾌감신경인 A10신경을 자극한다. A10신경은 단순한 식욕이나 성욕부터 운동, 학습, 기억, 그리고 인간의 정신활동을 관장하는 전두연합령까지 연결되어 있어서 인간의 행위, 사고와 관련한 모든 쾌감에 기여한다. 주의할 점은 도파민이 과도하게 분비될 경우 정신분열을 일으킬 수 있다는 것이다. 따라서 몰입이 지나쳐 도파민의 과잉분비를 유발하면 뇌의 질서를 어지럽히면서 각종 중독 증상처럼 우리 몸을 해칠 수 있음을 기억해야 한다.

만유인력의 법칙을 발견한 뉴턴은 연구에 몰입한 나머지 저녁 식사로 마련해놓은 식탁에 다음 날 아침에야 앉는 경우가 비일비재했다고 한다. 일단 몰입에 들어가면 시간이 어떻게 흐르는지조차 알 수 없기 때문이다. 그래서 몰입에 빠진 사람은 평소보다 더 많은 신체적, 정신적 에너지를 소모한다. 그러므로 몰입에 빠질 때에는 언제나 신체, 정신을 최상의 컨디션으로 유지하는 것이 중요하다. 피로가 누적되면 주의가 산만해져서 몰입에 이르기도 어려우니, 몰입 전후로 휴식기가 꼭 필요하다.

몸과 마음에 여유를 주는 것

몰입을 하는 사람들이 최상의 컨디션을 유지할 수 있는 방법은 무엇인가? 몰입 전문가들이 꼽는 방법은 충분한 수면과 규칙적인 운동이다. 황 교수도 몰입을 훈련하는 동안 밤마다 숙면은커녕 오히려 머리가 맑아져 수면 부족에 시달리고 몸은 지쳐만 갔다. 그때 황 교수는 몸을 피곤하게 만들어 숙면을 취하기 위해 매일 테니스를 치기 시작했다. 규칙적인 운동을 병행하며 몰입을 계속하자 잠이 잘 오고 건강도 좋아졌다. 신체적 건강은 삶의 의욕까지 가져왔다. 이후 황 교수는 몰입을 위해, 나아가 성공적인 삶을 위해 한 가지를 실천하라고 한다면 그것은 규칙적인 운동이라고 확신하게 되었다.

창조적인 아이디어를 얻기 위해 몰입을 준비하고 있다면 운동을 매일 한 시간 정도 꾸준히 할 것을 권한다. 운동을 하다 보면 골몰했던 문제를 잠시 잊을 수 있고, 그 사이에 컨디션을 회복할 수 있다. 또한 운동으로 상쾌해진 기분 덕에 최상의 컨디션을 만들어갈 수 있다. 몰입으로 과부하된 몸과 마음의 플러그를 잠시 뽑아 열을 식히며 에너지를 회복하는 것이다.

뛰어난 예술성으로 역사를 바꾼 모차르트나 뉴턴, 반 고흐, 다윈, 슈만 등은 모두 정신분열증이나 우울증으로 안타깝게 생을 마감했다. 황 교수는 그들이 몰입 상태에서 무리했기 때문에 정신건강을 유지하지 못했을 것이라고 짐작했다. 만일 이들이 생전에 규칙적인 운동을 즐겼다면 훨씬 오랫동안 의욕적인 창작 활동을 펼쳤을지도 모른다. 창조적 영감이 신체의 에너지에서 비롯된다는 것을 아는 오늘날의 예술가들은 방 안에만 머무르지 않는다. 따로 배운 적 없어도 이미 몰입의 원리를 몸에 익히고 있는 그들은 누구보다 규칙적인 운동을 즐긴다.

허영만 화백과 리처드 용재 오닐의 습관

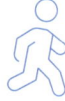

　《비트》,《타짜》,《식객》등 내놓는 작품마다 선풍적인 인기를 끌고 있는 국민만화가 허영만 화백은 여전히 소문난 운동 마니아다. 2010년대 초반, 그는 창작에 더욱 몰입하기 위해 작업실을 자연이 풍부한 지역으로 옮겼다. 그는 매일 아침 산책을 통해 창작 에너지를 얻으며, 자연 속에서의 평화로운 시간을 즐기고 있다. 그의 작품 속에 담긴 생동감과 깊이는 바로 이러한 자연과의 교감에서 비롯된 것이라 해도 과언이 아니다.

　이제는 일가를 이룬 허 화백도 스토리 작업을 할 때면 이야기가 풀리지 않아 스트레스를 많이 받는다. 대부분의 사람이 '만화가' 하면 왠지 자유로운 일상을 보낼 거라고 상상한다. 하지만 허 화백에게는 매일 마감이 있기 때문에 연재를 하는 동안에는 하루도 허투루 보낼 수 없다.

마감은 다가오는데 일이 손에 잡히지 않으면 허 화백은 시간이 없더라도 뒷산으로 뛰어 올라간다. 아이디어가 잘 떠오르지 않을 땐 끓어오른 냄비를 식히듯 과부하된 머리를 식히는 편이 더 효율적이라는 것을 알기 때문이다. 한두 시간 산행을 한 뒤에는 낮잠을 자며 달아오른 몸의 열기도 식힌다. 이렇게 몸과 머리를 한 차례 식히고 나면 작업은 순항이다.

창조의 핵심은 정신의 환기

건강을 지키기 위해 운동을 하느냐는 질문에 허 화백은 운동이 신체건강보다는 정신건강에 더 도움이 된다고 답했다. 산행 중에 잡념을 없애고 오면 그렇게 집중이 잘될 수가 없단다. 그래서 허 화백은 자녀나 문하생들에게도 일이나 공부만 하지 말고 반드시 쉬는 시간을 가지라고 권한다. 머리를 많이 써야 하는 일의 특성상 주의를 환기할 수 있는 놀이가 필요하다는 것이다. 허 화백은 일단 산에 오르면 그때부터 내려올 때까지는 일을 생각하지 않는다. 작업할 때면 극도로 날카로워지는 성격도 산행 후에는 많이 온화해진다. 운동으로 뇌의 열기를 식히고 창조의 에너지를 제공받는 것이다.

산행 중에는 모든 걸 잊어버릴 수 있다는 허 화백의 말은 창조성을 요구하는 일에 종사하는 사람들에게 중요한 시사점을 던진다. 그들은 잠자는 시간을 제외하고는 대부분의 시간을 창작에 몰입하며, 그렇기에 과도한 몰입이 불러오는 부작용에 항시 노출되어 있기 마련이다. 그런 이들에게 운동은 몰입 시 발생하는 피로와 스트레스 같은 불순물을 제거하고 산만해진 에너지를 가다듬어 다시 집중력을 발휘할 수 있는 기회가 된다. 허 화백에게 운동이 하루 종일 머릿속을 어지럽혔을 연필자국을 말끔히 지울 수 있는 지우개인 것처럼 말이다.

운동은 워밍업이다

허 화백처럼 달구어진 뇌의 플러그를 잠시나마 뽑아두는 기회로 운동을 하는 사람이 있는가 하면, 예술 활동을 위한 워밍업으로 운동을 하는 사람도 있다.

"달리기를 시작하고서야 체력 단련이 연주자들에게 매우 중요하다고 생각하게 되었다. 악기를 드는 데 안정감을 주는 체력을 갖고 있어야 하고, 무대 위에서의 긴장을 이겨내는 데에도 운동은 큰 힘이 되어준다."

〈공감DITTO〉에서 리처드 용재 오닐이 한 말이다. 운동으로 에너지를 모아 창작을 계속해나가는 원료로 쓰는 것이다. 비올라라는 생소한 악기를 국내에 널리 알린 비올리스트 리처드 용재 오닐. 입양인 2세인 용재 오닐은 국내 한 휴먼 다큐멘터리를 통해 전쟁고아 출신의 입양인인 어머니의 사연이 방송되면서 주목을 받았다. 당시에는 그의 인생과 가족사에 관심을 갖는 이들이 많았다. 하지만 이제 그는 실력 있는 연주로 사람들을 매혹시키고 있다. 용재 오닐은 줄리아드음대를 졸업하고 미국 클래식계에서 최고 권위를 자랑하는 에버리피셔 커리어 그랜트상을 거머쥐었다. 또 리차드 용재 오닐은 2008년 런던필하모닉과의 협연을 성공적으로 마치며 명실상부 세계에서 가장 주목받는 신예 아티스트로 자리매김했다. 현재 그는 뉴욕필하모닉, 베를린필하모닉 등 세계 최정상 오케스트라와의 협연을 이어가며 세계적인 비올라 연주자로 활약 중이다. 또한, 그는 젊은 음악가들을 위한 교육 프로그램에 적극적으로 참여하며, 다음 세대를 위한 멘토 역할도 톡톡히 하고 있다.

　UCLA의 강의실에서 서울로, 유럽 전역 투어 현장으로, 전 세계 곳곳을 순회하며 눈부신 활동을 펼치고 있는 용재 오닐. 언제나 새로운 곳에서 새로운 언어와 새로운 환경, 새로운 사람들에 적응해야만 하는 것이 연주가의 숙명이지만, 이 변화무쌍한 일상 속에서도 그에게는 변하지 않는 한 가지 원칙이 있다. 바로 달리기다.

용재 오닐은 1주일에 5회 이상, 1회에 10킬로미터 이상을 달린다. 해외 공연 때도 아침 조깅을 거르지 않는다. 오히려 해외 공연이 있을 경우, 장거리 비행으로 인한 스트레스를 풀고 컨디션을 회복하는 데 조깅이 더욱 필요하다. 연습이 잘되지 않을 때도 마음을 비운 채 무작정 운동화를 신고 나가서 달린다.

"운동을 하면서 자신을 몰아붙이다 보면 일종의 카타르시스를 느끼게 되는 것 같습니다. 그래서 저는 스트레스를 심하게 받거나 뭔가를 해결할 수 없을 때면 최대한 빠른 속도로 달려요. 한계에 도달할 때까지 자신을 밀어붙이는 거죠. 그렇게 하고 나면 내가 해냈다는 성취감을 느낄 수 있어요."

'달리는 비올리스트' 용재 오닐의 고백이다. 용재 오닐은 자신으로서는 불가능할 것이라고 생각한 거리를 완주하고 나면 고민의 막다른 길에서 스스로 무언가를 해냈다는 성취감을 느낄 수 있다고 강조한다. 그뿐 아니라 연주가 잘 풀리지 않을 때에는 악기와 거리를 두고 연주에 대해 고민해볼 시간이 필요한데, 그때 운동이 가장 적합하다고 한다.

용재 오닐은 운동과 연주가 신체를 훈련하고 자기를 단련해야 한다는 점에서 근본적으로 비슷한 행위라고 말한다. 그는 운동을 통해 무분별하게 흩어져 있는 에너지들을 가다듬으면서 수시로 바뀌는 일상생활을 통제할 수 있었으며, 그러한 통제력으로 더욱 더 훌륭한 연주 기량을 닦을 수 있었다. 달리기는 용재 오닐에게 명상과도 같다. 연주의 난맥에 휩쓸리지 않고 구심적 태도를 지켜내며 깊은 예술적 통찰력을 회복할 수 있게 해주기 때문이다. 이러한 명상 효과 덕분에 악기와 몸이 혼연일체가 된 연주로 마침내 관객의 감동을 자아내는 극도의 몰입에 빠져들 수 있는 것이다.

달리기가 주는 몰입의 기쁨

'달리는 철학자' 조지 쉬언은 달릴 때 우리가 모든 것으로부터 벗어나 시간이 흐르지 않는 세계에서 잠깐이나마 영원을 맛볼 수 있다고 했다. 달리는 동안 우리의 의식이 현실적 제약을 벗어나 자유롭게 흘러가는 것이다. 미하이 칙센트미하이가 말하는 몰입의 기쁨과 비슷하다. 그런 점에서 달리기는 창조적인 활동을 하는 사람들에게 가장 잘 어울리는 운동이다. 그렇다고 예술가에 한정된 이야기는 아니다.

전 세계의 트렌드가 시작되는 곳 뉴욕에서 운동은 전문직 종사자나 예술가들이 영감을 얻기 위한 엔진으로 작용한다. 센트럴파크에서 아침을 여는 사람들 대부분은 전날 풀지 못한 과제를 해결할 아이디어를 새벽 조깅 중에 얻는다고 했다. 그들은 고요한 새벽에 공원을 달리면서 도시의 소음에 닫혔던 의식이 활짝 열리는 것을 경험한다. 그렇게 뉴욕에서는 예술가에서 증권사 애널리스트에 이르기까지 다양한 사람들이 운동 중에 생각을 집중하면서 창조적인 아이디어를 얻고 있다.

일반적으로 몸을 쓰는 운동과 정신을 쏟는 창조는 서로 멀리 떨어진 분야라고 생각하기 쉽다. 하지만 창조성을 발휘하는 수많은 사람들이 운동을 통해 창조력에 매진할 수 있는 에너지를 얻고 있다. 그들은 머리가 잘 돌아가지 않거나 집중이 안 될 때 운동을 하면 머릿속에서 모든 생각이 물처럼 막힘없이 흐르는 것을 느낀다고 고백하곤 한다.

'창조성'은 이제 더 이상 예술가나 전문직 종사자들의 전유물이 아니다. 직장에서, 일상생활에서 창조성은 자신의 경쟁력을 높이고 삶을 더 풍요롭게 만드는 열쇠다.

만약 여러분이 새로운 프로젝트를 맡았는데도 좀처럼 번뜩이는 아이디어를 떠올릴 수 없다면, 일단 모든 것을 손에서 내려놓고 가벼운 운동을 즐겨보라. 마음이 조급할수록, 머릿속이 복잡할수록 몸을 움직이는 것이 좋다. 운동을 하는 동안 사무실 의자에 앉아 있을 때에는 생각지도 못했던 아이디어가 불쑥불쑥 튀어나와 여러분의 빈 기획안을 채워줄 것이다.

창조력을 깨우는 첫 걸음은 '움직이기 시작하는 것'이다.

앉아서 떠오르는 생각일랑 믿지 말라

《달리기 심리학》을 썼고, 남아프리카공화국 케이프타운 대학교 교수인 운동생리학자 티모시 녹스Timothy Noakes는 70회 이상 마라톤과 울트라마라톤을 완주한 베테랑 러너다. 그는 '정신적 혼돈 속의 나날들을 살아가는 한 가지 방법'으로 달리기를 제안한다.

녹스 교수는 대부분의 시간을 논문을 쓰거나 강의를 준비하거나 실험을 고안하면서 보낸다. 하지만 그 시간의 특별한 틈을 달리기에 할애한다. 녹스 교수는 그 어떤 시간보다도 달리고 있는 시간에 의식이 깨어나고 창조력과 통찰력이 증폭된다고 믿는다. 달리기를 통해서 창조 행위가 단지 고단한 '노동'이 아니라 어린이의 천진한 '놀이'와 같은 행위임을 비로소 깨닫게 되었다. 해야 하는 일과 즐기는 놀이가 하나 되는 몰입을 체험한 것이다. 달리면서 스쳐가는 주위의 사물들을 보다 보면 엉뚱한 생각에 깊이 빠질 때가 있는데, 그것이 기발한 착상으로 이어질 때가 종종 있다.

늘 보는 풍경에는 새로움이 없다

책상머리에서 전전긍긍할 때보다 새로운 아이디어를 더 잘 떠올리게 된다. 그렇게 자기 자신을 활짝 열어 잠재된 창의성을 풀어놓게 하는 것이 바로 달리기의 힘이다.

독일의 철학자 니체는 "앉아서 떠오르는 생각일랑 믿지 말라. 창조력은 행동에서 우러난다."고 했다. 흔히 '철학자' 하면 책상에 앉아 과묵한 표정으로 하염없이 사유에 잠겨 있는 모습을 연상하기 쉽다. 그런데 니체는 자리에 앉아 몇 시간이고 빠져드는 사유에서는 창조적인 생각이 우러나지 못한다고 본 것이다.

"가능한 한 앉아서 지내지 말라. 자연 속에서 자유롭게 몸을 움직이면서 얻은 게 아니라면 어떤 사상도 믿지 말라. 그 사상의 향연에 몸이 참석하지 않았다면 말이다."

니체의 이 말로 미루어보면, 진정한 철학자란 진리를 찾고자 세상을 향하여 마음을 열고 뚜벅뚜벅 걸어가는, 다시 말해 몸소 세상을 경험하기 위해 두려움 없이 행동하는 도전자인 것이다.

창조적 사유를 통해 독보적인 사상 체계를 이룬 사상가들은 '산책'을 즐겼다. 개중에는 우리에게 친숙한 철학자들도 몇몇 있다. 먼저, 칸트의 일화가 유명하다. 칸트는 항상 같은 시간에 산책을 다녀서 그를 본 사람들은 시계 없이도 지금이 몇 시인지 알 수 있었다고 한다. 이처럼 남들에게 깊은 인상을 남긴 칸트의 규칙적인 산책 습관 속에서 《순수이성비판》과 같은 밀도 높은 철학서가 탄생했다. 독일 하이델베르크대학교 근처에 위치한 산책로 '철학자의 길'은 관광 명소다. 도보로 한 시간 코스인 이 산책로가 유명해진 것은 헤겔, 베버, 야스퍼스 같은 철학자들과 괴테 같은 대문호들이 걸었던 길이기 때문이다. 이들이 가벼운 산책 중에 얻었던 사유의 씨앗들은 저마다의 사상체계로 꽃피어 당대를 풍미하였고 나아가 인류의 도도한 지성사를 일구었다. 몰입과 운동이 만나 이룬 시너지 효과가 한 사람의 인생을 바꾼 것은 물론이거니와, 문화와 역사의 물길을 틀 만큼의 위력을 떨친 것이다.

완전한 경험이란

미하이 칙센트미하이는 사람들이 자신의 삶을 가장 즐기는 순간에 어떤 느낌을 갖게 되는지를 이해하기 위해 오랫동안 연구를 진행했다. 그는 초기 연구에서는 예술가, 체육인 등 숙련된 전문가들을 대상으로 최적 경험에 관한 이론을 만들었다.

하지만 이후 시카고대학교 연구팀이 전 세계 수천 명의 사람들을 인터뷰한 결과, 국적과 남녀노소 구별 없이 평범한 사람들도 최적 경험을 하는 것을 확인했다. 반드시 소수의 엘리트만 몰입을 느낄 수 있는 것이 아니라는 얘기다. 한국의 노인, 일본의 청소년, 인도의 성인 등 그 누구나 몰입을 느낄 수 있다. 따라서 한때 예술가나 전문직 종사자들의 전유물인 줄만 알았던 몰입 체험의 연구 대상은 평범한 삶을 살아가는 이들로까지 확대되었다.

특히 운동은 평범한 사람들도 쉽게 몰입을 체험할 수 있는 통로이다. 아마도 스키를 타본 사람이라면 몰입을 이해하기 쉬울 것이다. 스키를 처음 배울 때에는 넘어지지 않기 위해 A자 모양으로 안짱다리를 유지하고 몸을 숙였다 세웠다 하면서 균형을 유지하는 것에 신경을 쓴다. 계속 의식해서 자세를 유지하다 보면 어느 순간 오로지 자신이 가는 길만 보이고 스키를 타는 행위와 스키를 타는 자신이 하나가 된다. 초보자는 넘어지고 부딪치기 때문에 몰입에 이르기가 쉽지 않다. 하지만 계속 연습하다 보면 어느 순간 물 흐르듯 유유히 흘러가는 속도에 몸을 맡기고, 의식적으로 유지했던 동작들이 자연스럽게 배어나오며 부드러운 속도감에 기분이 들뜬다.

물론 달리기처럼 특별한 기술을 요하지 않는 운동에서도 도전정신을 자극하는 몇 가지 조건을 만들면 얼마든지 몰입을 경험할 수 있다. 몰입은 단순히 한 가지에 집중한다고 해서 다가갈 수 있는 경지가 아니다. 밥 먹는 것도 잊고 게임을 즐긴다든가 밤새 음악을 들으며 클럽에서 춤을 췄다든가 해서 꼭 몰입을 경험했다고 할 수는 없는 것이다. 목표의식이 선행되었느냐에 따라 몰입일 수도 있고 아닐 수도 있다.

몰입에 이르는 길

1. 궁극적 목표를 세운 후 그에 맞는 실행 가능한 하위 목표들을 최대한 많이 설정한다.
2. 설정한 목표의 달성 정도를 측정할 수 있는 방법을 찾는다.
3. 하고 있는 일에 집중하며 그 활동과 관련된 도전 목표들을 최대한으로 세세하게 나눈다.
4. 주어진 기회를 십분 활용하기 위해 필요한 기술을 연마한다.
5. 해당 활동이 지루해지면 목표를 계속 높여간다.

그림 07. 미하이 칙센트미하이가 《몰입의 즐거움》에서 말하는 몰입법

목표의식, 성취, 뇌의 상관관계

몰입에는 무엇보다도 뚜렷한 목표의식이 필요하다. 몰입을 위해서는 우선 궁극적인 목표를 설정하고, 그것의 하위 목표로서 구

체적인 실행 방법들을 설정해야 한다. 그런 다음 거기에 맞는 기술을 연마하고, 실행 후에 피드백을 얻으면 몰입을 지속할 수 있다. 특히 마라톤과 요가는 몰입을 체험하기에 가장 좋은 운동이다. 칙센트미하이는 요가야말로 철저하게 계획된 몰입 활동으로 봐도 무리가 아니라고 말했다. 요가를 배울 때 호흡과 동작의 패턴을 익히고 이행하는 데 집중하다 보면 어느덧 물아일체의 몰입에 이르는데, 이에 성취감과 자신감을 얻고 나면 더 높은 수준의 단계를 목표로 호흡과 동작 기술을 연마해 또 한 차원 나아간 몰입을 경험할 수 있다.

이처럼 운동을 통한 몰입은 특별한 재능이 없는 사람이라도 '몸' 하나만 있다면 체험할 수 있다. 많은 돈을 쓰지 않고도 삶의 질을 크게 향상시킬 수 있는 것이다. 단순한 운동으로 시작해 점점 더 복잡한 운동으로 몰입 체험을 발전시켜나가고, 운동에서 사고 영역으로 몰입 체험의 영역을 넓혀나갈 수도 있다. 몰입 체험이 익숙하지 않은 사람이라면 일단 걷기와 달리기부터 시작하자. 달리면서 자신의 체력이 좋아지는 기쁨을 누리고 고도의 집중력을 발휘하는 연습을 하다 보면, 누구나 '어제와 다를 바 없는 오늘'을 '오늘과 다른 내일'로 변모시킬 영감을 얻고 활력이 넘치는 삶을 살아갈 수 있을 것이다.

몰입을 통한 학습 효과

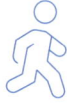

　　　　집중력, 사고력, 창조력을 효율적으로 증진하는 몰입의 힘은 학습에도 적용된다. 황농문 교수는 중학생 시절부터 어려운 수학 문제를 만나면 해답을 보는 대신 10분이고 20분이고 문제를 들여다보며 생각에 매진했다고 한다. 이미 그 시기부터 자기도 모르게 '몰입' 훈련을 시도한 것이다. 모르는 문제에 대해 몇 시간, 혹은 며칠씩 생각하다 보면 그 문제를 풀기 위해 온갖 수식을 동원하게 되고, 그러면서 수학 실력이 전반적으로 향상되었다고 한다.

　이미 배운 문제만 푸는 습관을 들이면 배우지 못한 문제를 푸는 것은 자기 능력 밖이라고 단정 짓게 된다. 이렇게 생각해서는 창조적인 사고가 불가능하다.

흔히 창조적인 사고가 느닷없이, 즉각적으로 튀어나오는 생각이라고 여기기 쉽다. 그러나 창조적인 문제 해결에는 제한 시간이 있는 것이 아니다. 시간이 걸리더라도 원리를 몸소 터득해 해법을 찾아내느냐, 아니면 이미 학습한 해법을 따라 문제를 해결하느냐에 따라 창조성을 가늠할 수 있다. 즉 99번의 착오를 감수하며 꾸준히 원리를 터득해내고 실마리를 찾아 몰입을 지속하면서 자기 힘으로 해법을 구하는 것이 창조적인 사고다. 아인슈타인이 한 번의 정답을 내기 위해 99번 오답을 냈다고 해서 둔재라고 할 수는 없으며, 미적분 공식을 외운 초등학생이 미적분 문제를 풀어냈다고 해서 천재라고 할 수는 없다.

중학교 때까지 수학을 구경조차 못해본 뉴턴은 데카르트의 《기하학》을 구입해 혼자서 공부했다고 한다. 당연히 책을 처음 펼쳤을 땐 단어조차 생소했을 것이다. 하지만 뉴턴은 이해하다가 막히면 처음부터 다시 보고, 또 막히면 다시 처음으로 돌아가 보면서 마침내 누구의 가르침도 없이 자기만의 힘으로 기하학의 원리를 터득했다. 이처럼 미련할 정도의 몰입이 위대한 과학자 뉴턴을 탄생시킨 것이다.

그러므로 아이를 정말 창조적인 사람으로 키우고 싶다면, 과외 선생을 동원해 몇 시간씩 문제 푸는 법을 주입하기보다는, 한 문제라도 제 방식으로 집중해 차근차근 풀어나가게 해야 한다.

운동을 병행해야 하는 것은 물론이다. 어렵게 문제를 풀고 난 후에 뒤따르는 몸의 피로와 뇌의 스트레스를 풀고 다시 집중력을 발휘하게 하는 데는 운동만 한 것이 없기 때문이다.

더욱이 운동으로 늘어난 BDNF가 공부하는 뇌를 더욱 똑똑하게 만들 것이다.

도파민 보상체계를
정상으로 돌리자

도파민은 뇌의 '기대'와 '동기' 시스템을 조율하는 신경전달물질이다. 그러나 스마트폰, 게임, 단기 자극 중심의 환경 속에서 도파민 회로는 쉽게 탈진하고 둔감해진다. 이로 인해 일상의 기쁨조차 느껴지지 않게 되고, 집중력과 창의성은 눈에 띄게 저하된다. 다행히 도파민 체계를 회복하는 데는 복잡한 처방이 필요하지 않다. 오히려 가장 단순하고 소박한 행동이 해답이 된다.

첫째, 자연 보상을 늘리는 것이다. 햇볕을 쬐며 산책하고, 사람과 대화를 나누고, 손으로 무언가를 만들고, 음악을 듣는 일은 우리 뇌에 즉각적인 안정감과 만족감을 준다. 이런 활동은 자극은 낮지만 회복력은 높다. 기분이 우울하거나 동기부여가 되지 않을 때, 잠깐의 햇볕과 가벼운 움직임만으로도 도파민 시스템은 서서히 깨어난다.

둘째, 작은 목표를 세우고 이를 달성해 나가는 습관이다. 도파민은 보상 그 자체보다는 '보상을 향한 진행'에서 더 많이 분비된다. 하루 세 가지 작은 할 일을 정해보자. 예를 들어 '책 5쪽 읽기',

'물 한 잔 마시기', '책상 정리 5분'처럼 사소한 일도 충분하다. 그 목표를 달성했을 때 체크하거나 스스로 칭찬하는 순간, 뇌는 건강한 보상의 쾌감을 기억한다.

이 외에도 '운동 후 간식' 먹기라는 보상을 정했다면, 바로 먹지 않고 한 시간 뒤에 먹는다거나 '심심함'에 익숙해지도록 의식적으로 조절하는 것도 충분히 좋은 방법이다.

도파민은 단지 쾌락을 위한 물질이 아니다. 그것은 우리가 다시 삶에 몰입하고, 무기력에서 벗어나 앞으로 나아가도록 도와주는 심리적 연료다. 회복은 작고 단순한 반복에서 시작된다.

CHAPTER 7

마음챙김으로서의 웰니스

운동은 몸을 위한 것이 아니라,

더 나은 삶을 위한 것이다.

러닝하는 MZ세대

    웰니스에 최적화된 운동으로 나는 무엇보다 러닝을 꼽고 싶다. 러닝은 철저히 개인적인 활동이다. 출발 시각도, 속도도, 거리도 온전히 개인의 선택에 달려 있다. 이렇듯 개인의 자율성과 자기 주도성이 강조되는 러닝이 전통적으로 집단주의가 강한 한국 사회에서 MZ세대를 중심으로 빠르게 확산하고 있는 것은 운동 열풍 이상의 의미가 있다. 이는 단순히 건강을 유지하기 위한 활동이 아니라, 개인주의적 가치를 추구하는 하나의 표현 방식이라 볼 수 있다.

    나는 한국 사회에서 개인주의가 본격적으로 자리 잡기 시작한 시점을 X세대의 등장과 함께라고 본다. 1990년대 이후 경제 성장과 함께 이들은 소비를 통해 자신의 취향과 정체성을 표현하는 문화를 형성했다. 이후 밀레니얼 초반과 X세대 후반을 거치면서 이러한 개인주의적 성향은 디지털 문화와 결합하여 더욱 강화되었고, MZ세대에 이르러 완성의 단계에 접어들었다. 러닝 열풍은 바로 이러한 흐름을 보여주는 대표적인 사례라고 생각한다. 오랜 시간 집단주의적 가치가 강조된 한국 사회에서 이제는 개개인이 자신의 속도와 방식대로 목표를 설정하고 달성하는 것을 중요하게 여기고 있다.

러닝은 곧 웰니스다: 자유와 성장의 시작

러닝이 단순한 운동을 넘어 현대 사회에서 의미 있는 활동으로 자리 잡은 이유는 웰니스의 핵심 가치와도 밀접하게 연결되어 있기 때문이다. 웰니스란 운동을 통해 단순히 건강을 유지하는 것이 아니라, 개인이 자신의 삶을 주도하고, 신체적·정신적·감정적 균형을 이루며, 자아를 실현해 나가는 과정 그 자체를 의미한다.

MZ세대는 더 이상 집단의 기준에 얽매이기를 거부한다. 자기 행복과 자아실현을 가장 중요한 가치로 삼고 있다. 이들은 러닝을 이런 가치를 달성하는 주요한 방법으로 여긴다. 운동의 가치를 확장시켜 자신을 탐구하고 성장시키는 과정, 즉 웰니스로 이해하는 것이다. 러닝을 통해 스스로 목표를 설정하고, 그 목표를 향해 나아가며, 자신의 발전을 직접 체감할 수 있다. 이는 웰니스에서 중요한 요소인 자기 결정권과도 연결된다. 러닝은 외부의 기준이나 평가가 아닌, 오롯이 자신의 의지와 선택으로 움직이는 활동이기에 더욱 가치가 있다.

또한, 러닝을 시작하면 자연스럽게 자신과 대화하는 시간이 늘어난다. 디지털 환경 속에서 끊임없이 타인의 피드백을 받아야 하는 MZ세대에게 이는 소중한 경험이다. SNS상에서 비교와 타인의 평가로부터 벗어나, 온전히 자신에게 집중하는 과정은 신체적 건강뿐만 아니라 정신적 웰빙에도 긍정적인 영향을 미친다.

함께 달릴 자유: 연결과 사회적 웰니스

집단주의적 가치가 강한 한국 사회에서 개인이 독립적으로 무언가를 선택하고 행동하는 기회는 상대적으로 적다. 하지만 러닝은 그러한 사회적 제약에서 벗어나 완전히 자기 자신에게 집중할 수 있는 시간과 공간을 제공한다. 다른 사람의 기대나 규범에 얽매이지 않고, 오직 자신의 목표에 맞춰 달릴 수 있다는 점에서 큰 해방감을 느끼게 된다.

특히, 학창 시절부터 끊임없는 경쟁 속에서 성장해온 MZ세대에게 러닝은 자유를 상징하는 활동이다. 성적이나 스펙과 달리,

러닝의 성취는 절대적인 기준이 아닌 개인적인 목표 설정과 성취로 평가된다. 기록을 경신하는 성취감, 몸이 가벼워지는 느낌, 자연과 하나되는 경험 등이 러닝을 지속하는 원동력이 된다.

덧붙여, 러닝은 개인주의적 요소를 지니면서도 사회적 연결을 가능하게 한다. 요즈음 '러닝 크루' 문화가 빠르게 확산하며 함께 달리는 트렌드가 강해지고 있다. 이는 러닝이 단순한 개인 운동이 아니라, 공동체 속에서 동기 부여를 받을 수 있는 활동으로 변화하고 있음을 보여준다.

러닝 크루는 비슷한 목표를 가진 사람들이 모여 정기적으로 함께 달리는 그룹을 의미한다. 과거에도 함께 모여 운동을 하는 모임이 없었던 것은 아니다. 그런데 과거 동호회는 개인보다는 동호회라는 집단이 중심이 되는 경우가 많았다. 또 친목 도모와 단체 중심의 활동을 강조하는 경향이 강했다면, 최근의 러닝 크루는 개인의 자율성과 발전에 더욱 초점을 맞춘다는 점에서 차이가 있다.

함께 달리는 경험은 개별적으로 훈련하는 것보다 서로의 페이스를 맞추고, 응원과 피드백을 주고받으며 함께 성장하는 경험을 제공한다. 이러한 흐름은 단순한 신체적 건강을 넘어, 심리적 안정과 사회적 유대를 형성하는 역할까지 한다.

이는 개인의 자유를 존중하면서도 사회적 유대를 형성할 수 있는 균형 잡힌 형태의 운동 방식이라는 점에서 더욱더 매력적이다.

특히, 러닝 크루는 참여의 강제성이 상대적으로 낮고, 개인이 원하는 방식과 속도에 맞춰 자유롭게 활동할 수 있도록 유연한 환경을 제공한다. 또한, SNS를 활용한 네트워크를 통해 오프라인 모임뿐만 아니라 온라인에서도 서로의 경험을 공유하고 동기 부여를 얻는 방식이 활성화되고 있다.

러닝으로 성장하는 법: 목표 설정부터 실천까지

러닝은 이제 단순한 운동을 넘어선 자기 계발의 한 방식으로 자리 잡아가고 있다. 꾸준히 러닝을 지속하는 과정에서 인내심과 자기 통제력을 기를 수 있으며, 스스로 목표를 설정하고 달성하는 경험을 통해 자존감이 향상된다. 또한, 자신의 한계를 뛰어넘는 경험을 하면서 성장의 기쁨을 느낄 수 있다.

러닝은 신체 활동을 넘어 삶의 태도와 철학을 반영하는 행위다. 일정한 목표를 세우고 그 목표를 향해 달려가는 과정 자체가 자기 계발의 여정과 맞닿아 있다. 하루하루의 작은 성취가 모여 더 큰 변화를 만들어내는 과정에서, 개인은 자신의 가능성을 더욱 확장할 수 있다.

이제 당신도 러닝을 시작해보자. 몸과 마음을 단련하며, 자신만의 속도로 성장하는 여정을 함께할 시간이다.

러닝을 깊게 만드는
요가의 숨

　　나는 달리기를 통해 무너진 마음을 수습한다. 심장이 쿵쾅대고, 숨이 턱밑까지 차오르고, 땀이 눈썹을 타고 떨어질 때마다 생각은 사라지고 감각만 남는다. 그러면 이상하게도 감정의 결이 선명해진다.

　"아, 내가 요즘 이렇게 불안했구나."
　"그래, 외롭구나."

　　달리기는 이해보다 빠른 정화다. 불필요한 에너지를 몰아내고, 속 이야기를 꺼내는 마법이다. 하지만 나는 어느 순간 깨달았다. 달리기는 마음의 표면을 씻어주는 비처럼 느껴진다. 감정을 시원하게 씻어내고 가볍게 만들어준다. 그런데 그 감정이 어디서부터 비롯되었는지를 들여다보려면, 잠시 멈춰 서야 한다. 그 자리에 요가가 있다.

요가는 그 비가 스며든 뿌리까지 내려가는 길이다. 러닝이 삶의 속도를 찾아가는 운동이었다면, 요가는 그 속도 안에 고요를 심는 기술이다.

요가, 감정을 마주하는 법을 가르쳐주다

요가는 말없이 내게 질문을 던진다.

"지금 이 감정, 그냥 흘려보낼 거니? 아니면 잠시 같이 있어줄래?"

달리기가 빠르게 흐르는 강물이라면, 요가는 그 물에 발을 담그고 조용히 앉는 일이다.

처음엔 어색하고 불편하지만, 점차 익숙해진다. 그러다 보면 오래 잠겨 있던 감정들과 마주하게 된다. 외면했던 불안, 낡은 죄책감, 이름 없는 공허 같은 것들. 심리학자 스티븐 코프 Steven Berkoff 는 말했다.

"중독은 타인, 삶, 그리고 자기 자신과의 관계가 단절된 상태이며, 진짜 자유는 욕망이 사라진 상태가 아니라 어떤 욕망을 따를지를 선택할 수 있는 힘이라고. 나에게 달리기는 욕망으로부터 잠시 멀어지게 해주고, 요가는 욕망을 바라보는 눈을 열어준다. 이 두 가지가 함께 할 때, 나는 비로소 내가 원하는 삶을 '선택'할 수 있게 된다."

신경과학자들에 따르며, 달리기는 교감신경계를 자극해 활력을 높이고 기분을 끌어올리는 반면, 요가는 부교감신경계를 활성화해 긴장을 완화하고 충동을 다스린다.

둘은 충돌하지 않는다. 오히려 서로를 보완한다. 하나는 흐름이고, 하나는 정지다. 하나는 바깥을 향해 달리는 에너지이고, 다른 하나는 안으로 천천히 돌아오는 에너지다. 나는 그 두 에너지가 교차하는 지점에서 비로소 나라는 사람을 온전히 느낀다.

요즘 나는 주말 늦은 오후, 땀이 맺힐 만큼 달리고 돌아와 요가 매트를 펴고 고요하게 눕는다. 호흡은 가라앉고, 심장은 천천히 제 박동을 되찾는다. 그 속에서 나는 충동 없이 숨을 들이쉬고, 이유 없는 눈물을 흘리기도 한다. 그건 결핍이 아니라 회복의 징후다. 내 안이 다시 느껴지고 있다는 증거니까.

요가는 웰니스의 또 다른 문

요즘 '웰니스'라는 단어가 유행처럼 쓰이지만, 나는 그것이 몸과 마음이 같은 방향을 바라보는 상태라고 생각한다. 달리기가 그 방향으로 나를 끌어당긴다면, 요가는 그 방향을 확인하고 정돈하는 과정이다. 정신이 몸의 속도를 따라오게 만드는 기술, 그게 요가다.

전진하고 싶다면, 멈춰야 한다. 달리기는 내게 속도를, 요가는 방향을 준다. 달리기는 흐르고, 요가는 그 흐름을 감싸며, 둘은 결코 떨어질 수 없다. 삶이란 단순히 앞으로 나아가는 것만이 아니라, 때로는 제자리에서 멈춰 그 길이 맞는지를 묻는 일이기도 하니까.

달리기는 감정을 풀어내는 '전진의 기술'이고, 요가는 감정을 이해하고 다루는 '멈춤의 기술'이다. 요가는 충동을 관찰하게 하고, 웰니스에 가까워지는 루틴을 만들어준다.

매일 10분, 요가로 마무리하는 루틴은 감정 조절력과 회복 탄력성을 길러준다.

행복학의 공통분모, 운동

행복이란 무엇인가? 무엇이 우리를 행복하게 하는가? 행복한 삶의 조건은 내내 철학자들의 고민거리였다. 누군가는 절대적인 앎의 경지에 이르는 것이 행복이라 했고, 누군가는 쾌락에 몸을 내맡기는 삶이 진정한 행복이라고 했다. 하지만 정답은 없었다. 달과 화성에 무인 우주선을 보내는 이 시대에도 여전히 진정한 행복에 대한 의견은 분분하다.

행복의 근원을 찾아서

최근 여러 나라에서는 행복을 철학적 주제에서 나아가 과학적으로 탐구하려는 '행복학' 연구가 활발히 이루어지고 있다. 이에 따라 대학 내에서도 행복학 강의가 큰 인기인데, 그중에서도 세계적인 명문대학인 하버드대학교의 행복학 강의가 널리 알려져 있다.

하버드대학교의 행복학 강의가 성공을 거두면서, 미국 전역 200개 이상의 대학에서 행복에 관련된 강의가 열리고 있고, 클레어몬트대학교의 행복학 박사과정은 더욱 확장되어 다양한 연구를 진행 중이다. 영국 교육부는 고등학교 정규 교육과정에 행복학을 도입하여, 학생들의 정신적 건강과 행복을 증진하는 데 기여하고 있다.

그렇다면 최근의 행복학 연구는 수천 년 동안 풀지 못한 행복의 공식을 푸는 데 성공했을까? 연구에 따르면, 행복은 단순히 외부 조건(부, 명예, 성공)에 의존하는 것이 아니라, 내적 만족감과 사회적 연결감에서 비롯된다는 사실이 밝혀졌다. 특히, 마음챙김 mindfulness과 감사 연습 gratitude practice이 행복을 증진하는 데 큰 효과가 있다는 연구 결과가 나오면서, 이러한 실천법들이 교육과 일상생활에 널리 적용되고 있다.

리버사이드 캘리포니아대학교의 심리학과에서 긍정심리학을 연구하는 소냐 류보머스키 Sonja Lyubomirsky 박사는 "행복이란 마음 상태이며, 지각하는 방식이고, 우리가 살고 있는 세상과 자신에게 접근하는 방식"이라고 설명한다.

사람들은 흔히 더 많은 돈을 갖거나 로또에 당첨되면 자신의 인생이 지금보다는 행복해질 거라고 믿는다. 하지만 물질문명이 발달한 곳일수록 오히려 행복한 사람은 줄어들고 우울한 사람은 늘어난다는 것이 많은 연구를 통해 밝혀지고 있다.

마음가짐만 있다면 행복해질 수 있다는 증거

전문가들은 행복감을 느끼는 데 소득과 환경 등이 미치는 영향이 10퍼센트에 불과하다고 말한다. 부유한가 가난한가, 아름다운가 평범한가 하는 것은 여러분이 누릴 수 있는 행복의 질에 큰 영향을 미치지 못하는 것이다. 나머지 90퍼센트는 철저히 개인의 노력에 달려 있기 때문에 요즘 행복은 좀 더 적극적인 가치로 변화하고 있다. 문득 행복이 찾아오기를 바라기보다는 스스로 행복을 키워가야 한다는 것이 행복학 전문가들의 공통적인 의견이다.

류보머스키 박사는 행복이란 추구 pursue 하는 것이 아니라 창조 creation 하고 건설 construction 하는 것이기 때문에, 평생에 걸쳐 행복의 전략을 습관화해야 한다고 조언한다. 그녀는 행복한 사람들의 삶을 20년 가까이 연구한 결과 그들의 공통점을 발견하고 다음과 같은 행복의 전략을 완성했다.

> **습관화해야 할 행복 전략**
>
> 의미 있는 목표를 세우고, 그 목표에 헌신한다.
> 행복을 내일로 미루지 않고 현재에 몰입한다.
> 자주 감사를 표현하며, 낙관주의를 기른다.
> 친절을 베풀고, 인간관계를 돈독히 한다.
> 스트레스 대응 전략을 만든다.
> 운동과 명상으로 몸과 마음의 건강을 돌본다.

그림 08. 긍정심리학자 소냐 류보머스키 박사가 조언하는 행복의 전략

 류보머스키 박사의 조언을 비롯해, 행복학 전문가들이 제시하는 행복의 실천 전략에는 몇 가지 중복 항목이 있다. 현재에 몰입하라는 것, 긍정적인 마음을 키우라는 것, 그리고 운동을 하라는 것이다. 감사를 표현하고 친절을 베풀라는 전략은 듣기엔 쉽지만 피상적이고 당장 몸에 익히기 어려운 데 비해, 운동은 구체적이고 누구나 곧바로 실천할 수 있는 전략이다. 가치관을 수정하거나 마음가짐을 바로잡기는 어렵다면 운동부터 시작하는 것이 행복으로 가는 지름길이다.

 먹고살기에도 벅찬데 행복이 밥 먹여주느냐고 반문하는 이들도 있을지 모른다. 하지만 류보머스키 박사의 의견은 다르다. 물질적 풍요가 행복을 불러오는 것은 아니지만, 반대로 행복은 물질적 풍요를 가져올 수도 있다는 것이다.

 류보머스키 박사는 광범위한 자료를 비교한 결과, 행복한 사람

들이 덜 행복한 사람들에 비해 더 사교적이고 활기차며 관대하고 협조적이라는 사실을 확인했다고 한다. 그렇기에 행복한 사람들은 결혼 생활을 안정적으로 지속해나가고 사회적 지원도 더 많이 확보할 수 있다. 그뿐 아니라, 스트레스로부터 쉽게 회복되고 면역체계도 강하며 수명도 길다. 한 연구 결과에 따르면, 대학 신입생 시절 행복을 많이 느낀다고 답한 사람들은 그렇지 않은 사람들보다 30대 중반이 되었을 때 더 많은 연봉을 받고 있다고 한다. 그러므로 만약에 여러분이 행복은 뜬구름 잡는 이야기일 뿐이라고 생각하더라도, 더 높은 연봉을 받길 원하고 더 성공적인 삶을 살길 원한다면 반드시 행복의 전략을 실천해봐야 할 것이다.

운동,
그 행복한 몰입 체험

행복 연구의 대가 미하이 칙센트미하이는 행복이 외부 환경의 조건에 의해 좌우되는 것이 아니라 그 조건을 어떻게 해석하는가에 달렸다고 말한다. 자기 내면의 힘을 길러 외부 환경의 조건을 조절할 수 있는 사람이야말로 삶의 질을 결정할 능력이 있다는 것이다. 행복은 우리가 직접 구하거나 찾을 때 오는 것이 아니라, 생의 순간순간에 충분히 몰입하고 있을 때에만 찾아온다고 칙센트미하이는 충고한다.

누구나 한번은 맛본 희열

아이가 퍼즐을 완성하거나 연주자가 어려운 곡을 마스터하거나 선수가 기록을 깨는 순간, 거기에는 말로 설명할 수 없는 희열이 있다. 이처럼 어렵지만 가치 있는 일을 위해 최대한 자신을 밀어붙여 결과를 만들어낼 때, 물질적 가치를 넘어선 행복이 보장된다. 칙센트미하이는 행복을 위해 정말로 중요한 것은 사회가 제공하는 보상으로부터 자유로워지고, 이를 우리 자신이 통제할 수 있는 보상으로 대체하는 것이라고 주장한다. 운동은 이러한 조건을 충족한다.

마라토너들은 이 같은 자기보상 체계를 잘 알고 있는 이들이다. 지금도 세계 어딘가에서 달리는 아마추어 마라토너들은 자신이 순위권 안에 들 수 없다는 사실을 잘 안다. 정작 그들이 목표로 하는 것은 바로 '완주'다. 누군가 알아주지 않더라도 행복한 자신만의 완주. 그리고 결승점을 통과할 때의 눈부신 환희가 그들이 바라는 전부다. 고작 대회 참가 사은품만을 손에 쥐더라도 마라토너가 행복한 것은 다른 사람들이 만들어놓은 보상에 연연하지 않기 때문이다.

소설가이자 마라토너인 무라카미 하루키는《달리기를 말할 때 내가 하고 싶은 이야기》에서 그저 소박한 공백과 정겨운 침묵 속을 달릴 뿐이라고 말했다. 그의 말처럼 누가 뭐라해도 그 속에 행복이 담겨 있다. 닿기 어려운 과분한 목표를 영원히 욕망하는 대신 삶이 주는 진짜 보상을 수확할 때, 우리는 행복해질 수 있다.

운동 같은 몰입 체험이 우리를 행복하게 하는 것은 심리적 무질서를 정화해주기 때문이다. 공포나 불안, 스트레스, 분노, 질투 같은 부정적인 감정들은 우리의 심리적 에너지를 소진시키고 머릿속을 비효율적인 상태로 만든다. 목표를 향한 의식을 부정적인 잡음들이 방해할 때, 우리는 칙센트미하이가 '심리적 엔트로피entropy'라고 부르는 내적 무질서 상태에 처한다. 이런 상태에서는 산발적으로 계속되는 노이즈 때문에 자아를 효율적으로 운영할 수 없다. 반대로, 의식 속에 우리의 목표와 일치하는 정보가 들어오면 심리적 에너지는 물 흐르듯 편안하게 흐른다. 엔트로피의 반대인 네겐트로피negentropy 상태로, '플로flow'라고도 표현하는 이 경지가 바로 몰입이다. 플로를 경험하는 사람들의 에너지는 자아가 목표로 삼는 곳에만 사용된다. 그래서 이들은 더 강한 아를 구축하게 된다.

칙센트미하이는 운동이야말로 특히 몰입을 체험하기 쉬운 방법이라고 말한다. 목표와 수행, 피드백이라는 조건을 충족하기 때문이다. 특히 운동을 할 때 유니폼을 입으면 일상의 차원으로부터 한발 빠져나올 수 있다는 것이 칙센트미하이의 설명이다.

달리기에도 규칙이 있다

운동으로 몰입에 이르려면 몇 가지 조건을 잊지 말아야 한다. 숙련된 수행, 명확한 목표, 그리고 즉각적인 피드백이다. 만일 달리기를 통해 몰입을 경험하고자 한다면 계속 달리기 연습을 하여 달리기를 더 잘할 수 있게 해야 한다. 기술이 미숙한 경우 부상을 입을지 모른다는 불안을 느껴 목표의식을 방해하는 심리적 엔트로피가 일어나기 때문이다. 누구나 자신이 달릴 수 있다고 생각하지만, 그것은 잘 달리는 것과는 다른 문제다.

일단 달리는 기술이 숙달되면, 그 다음에는 명확한 목표를 설정해야 한다. 오늘은 2킬로미터를 뛰고, 모레는 2.5킬로미터를 뛰어 꾸준히 달리는 거리를 늘려가겠다는 식의 구체적인 목표가 필요하다. 이런 목표를 달성하는 순간 성취감과 기쁨 등의 피드백이 온다. 그러나 집 앞 슈퍼마켓까지만 달려갔다 오겠다는 식의 만만한 목표를 설정해서는 안 된다. 자신의 능력을 벗어나 버겁다고 느껴질 수준의 목표를 설정하는 것이 중요하다. 그래야 몸과 마음을 집중할 수 있고, 목표 달성 시 만족감과 성취감 같은 보상이 주어지기 때문이다.

그 어떤 경험도 신체 없이는 이루어질 수 없다. 그렇기 때문에 삶의 질을 향상시키는 가장 손쉬운 방법은 몸의 감각을 통제하고 조절하는 법을 익히는 것이다. 훈련되지 않은 몸은 제멋대로 움직일 뿐이다. 신체에 질서를 부여하고 능력을 조절할 수 있게 되면, 의식 안에는 무질서 상태인 엔트로피 대신 조화로운 감각이 자리 잡는다.

운동으로 행복한 몰입 체험을 하고 싶다면 굳이 까다롭고 어려운 종목을 택할 것이 아니라, 걷기처럼 비교적 쉬운 종목을 택해 당장 실천해보자. 걷기로도 충분히 플로를 느끼는 몰입에 이를수 있다. 거리와 속도의 목표치를 점점 높여가면서 목표를 달성할 때마다 긍정적인 피드백을 받을 수 있고, 새로운 보법을 개발하거나 크로스컨트리에 도전해볼 수도 있다. 중요한 것은 '무엇을 하느냐'가 아니라, '어떻게 하느냐'다.

그들만의 리그,
송파여성축구단의 행복

　　　　인간은 운동을 통해 자유로워진다. 운동은 자신의 잠재력이 얼마나 큰지 스스로 깨닫게 한다. 자신에 대해 알고 싶어하는 우리 모두에게 운동은 그 어떤 행위보다 빠르게, 고통 없이, 그러나 분명하게 대답을 들려준다.

　조지 쉬언이 들려주는 행복의 힌트다. 다름 아닌 '나 자신을 아는 것.' 운동은 진정한 자아와 만나게 해준다. 운동을 통해 여러분은 가족, 일, 타인들에 둘러싸여 언제부터인가 점점 희미해지고 멀어져버린 '나'를 만날 수 있다.

　페니 마샬 감독의 영화 〈그들만의 리그 1991〉에는 세계에서 가장 섹시한 야구선수가 등장한다. 시대의 섹시 아이콘 마돈나. 그녀가 흙먼지 위에서 뒹굴며 슬라이딩하는 모습을 볼 수 있다.

영화는 1943년부터 1954년까지 활동했던 여성 메이저리거들의 활약상을 그렸다. 제2차 세계대전이 터지고 난 후 남성 선수들이 모두 징집되어 떠나자 메이저리그는 위기에 몰린다. 이런 상황에서도 어떻게든 계속 시합을 열어 돈을 벌어야 했던 구단주들은 '여성 프로야구단 창단'이라는 새로운 역사를 쓰기로 결심한다. 그리고 마침내 도시뿐 아니라 시골까지 전국 방방곡곡에서 모여든 여성들로 구성된 오합지졸, '그들만의 리그'가 탄생한다. 구단주는 여성 선수들을 눈요깃거리 상품으로 만들고자 했고, 사회는 여자가 남자 흉내를 낸다며 손가락질을 했다. 그러나 금녀의 영역에 입성한 여성들은 야구를 통해 동료애를 나누고 자존감을 키우면서 야구선수로 거듭난다. 전쟁이 끝나고 남자들이 돌아오면서 전미 최초 여성야구단의 활약은 막을 내렸다.

스크린 속 얘기만은 아니다. 대한민국 서울 송파구에서도 아는 사람들만 아는 '그들만의 리그'가 펼쳐지고 있다. 송파구에 거주 중인 여성들로 결성된 송파여성축구단은 1998년 4월 16일 창단해 2010년 창단 12주년을 맞았다. 송파여성축구단은 2009년 서울특별시축구연합회장기 여성축구대회에서 우승을 차지했고, 2002년부터 2005년까지 여성부장관기 전국여성축구대회를 4연패 하는 등 창단 이래 각종 대회에서 화려한 역사를 써왔다.

창단 멤버를 포함해 현재 30명의 단원이 소속 선수로 뛰고 있는데, 평균 연령이 대략 40세. 제일 큰언니가 55세다. 대부분 '아줌마'이고 미혼 여성은 서너 명'뿐이다.

여고 시절 체육시간에 했던 달리기가 마지막 운동이었다는 H씨도 송파여성축구단의 단원이다. 집에서 빨래할 때조차 무릎이 아프고 숨이 차서 헉헉거렸다던 그녀가 지금은 필드에서 거친 공격수로 뛰고 있는 것은 그녀 자신도 믿지 못할 일이라고 했다. 평소 운동에 대한 선망은 있었지만 살림하랴, 애들 보랴 바쁘던 차에 신문에서 여성축구단 모집 기사를 보았다. 이번이 아니면 기회가 없을 것 같았다. H씨는 3대 1의 경쟁률을 뚫고 단원으로 뽑혔다. 합격의 기쁨도 잠시, 당시만 해도 아줌마가 축구를 한다는 건 상상하기 어려운 일이었다. 축구복을 입은 H씨를 보고 동네 어르신들 대부분은 말세라며 손가락질을 했고, 남편과 집안 어른들도 살림하는 주부가 집에서 밥이나 하지 무슨 축구냐며 축구단 활동에 반대했다.

하지만 이제 H씨를 비롯한 송파여성축구단 선수들은 가정 안에서만큼은 맨체스터 유나이티드 선수들 못지않은 인기를 누린다. 남편 눈치 보며 축구화 신고 나가던 때가 2000년대 초반의 일이다. 그로부터 10년이 지나자, 상황이 역전되어 남편도 직장에 가서 아내의 축구 실력을 자랑하고 다닐 정도다. 초등학생 아들은 엄마하고 박지성하고 게임 뛰면 둘 중에 누가 이기느냐고 묻고

난리다. 지방에 있는 시댁에 내려가면 축구선수 며느리의 활약이 온 가족의 화제다.

송파여성축구단 선수들은 축구 덕분에 인생이 더 행복해졌다고 입을 모아 말한다. 축구에 몰입해 열정을 발휘하는 순간, 축구는 가장 먼저 그녀들이 잃어버렸던 이름을 찾아주었다.

누구의 아내, 누구 엄마로 불리는 데 익숙했던 아줌마들은 이제 '공격수 ○○○', '골키퍼 ○○○'로 제 이름을 떨치며 살아간다. 축구 경기장에서 이들은 다른 어디에서도 경험해보지 못한 환호를 받았고, 가정에서의 존재감 또한 커졌다. 식구들 뒷바라지에 치여 정작 본인은 소외되는 일도 더 이상 없다. 이제 그녀들은 이름 없는 '아줌마'가 아니다. 전국 대회 우승을 휩쓴 강팀의 '스트라이커'이자, 가족의 지지를 한 몸에 받는 '가문의 영광'이다. 무라카미 하루키는 책을 통해 달리기는 특별하지 않은 사람이라도 스스로를 특별하게 여기게 되는 자신감을 샘솟게 한다는 취지의 이야기를 한 적이 있다.

분명 운동은 송파여성축구단 선수들이 자신의 소중한 가치를 재발견하여 특별한 존재임을 자각하고 자신감을 갖도록 해주었다.

의구심이 든다면 지금 당장 운동화를 신고 달려나가 공기를 가르며 자신을 느껴보라. 나는 누구인지, 내가 진정 원하는 것이 무엇인지, 나는 내가 바라던 삶을 살고 있는지, 앞으로 어디로 가려고 하는지……. 달리는 길 위에서 '나'에게로 가는 길을 발견하게 될 것이다.

춤추는 뇌, 깨어나는 감각

 캘리포니아에 사는 제이든Jayden은 10대 시절부터 '주의력결핍과잉행동장애ADHD' 진단을 받고 약물 치료를 받아왔다. 친구들과 잘 어울리지 못했고, 집중이 안 돼 학업도 늘 뒤처졌다. 늘 불안했고, 주변의 시선이 두려웠다. 그러던 어느 날, 우연히 접한 스트리트 댄스 영상이 그의 삶을 바꾸기 시작했다. 처음에는 단순히 '멋있어 보여서' 따라 하기 시작했지만, 어느 순간부터 춤을 출 때만큼은 자신이 오롯이 하나로 집중된다는 사실을 깨달았다. 움직임에 몰입하는 동안에는 산만했던 생각들이 멈추고, 기분이 평온해졌다. 춤은 그의 몸을 바꾸었고, 그 몸은 결국 그의 마음을 바꾸었다.

 이 사례는 단지 한 청년의 이야기에 그치지 않는다. 오늘날 춤은 우울증, 외상후 스트레스 장애PTSD, 불안장애, ADHD 등 다양한 정신적 어려움을 겪는 사람들에게 하나의 '움직이는 처방'이 되고 있다. 몸이 회복을 시작하면, 마음도 뒤따른다. 이것이 웰니스의 본질적인 원리다.

감각을 되살리는 움직임

움직임은 단순한 근육의 활동이 아니다.

그 안에는 '감각의 자각'이 있다. 우리는 흔히 자기 몸이 공간 속에서 어디에 위치하고 있는지, 지금 어떤 자세를 취하고 있는지를 무심히 지나치지만, 사실 이는 뇌가 감지하는 아주 정교한 감각이다.

고유수용감각Proprioception. 우리가 몸을 감각하고 조율하며, 세상과 연결되는 방식의 핵심에 이 감각이 있다.

문제는 이 감각이 너무 오랫동안 방치되었다는 것이다. 하루 대부분을 앉아서 스마트폰이나 화면을 응시하며 보내는 현대인들은 몸의 '위치'나 '균형'을 느낄 기회를 점점 잃고 있다. 내 몸이 무게를 갖고 있다는 사실, 한 발을 들면 중심이 이동한다는 사실조차 의식하지 못한 채 살아간다.

몸이 무뎌질수록, 감각은 사라지고, 감정은 얼어붙는다. 춤은

이 감각을 다시 깨운다. 특히 음악에 맞춰 몸을 움직이는 '즉흥적 움직임'은 고유수용감각을 활발하게 만든다. 동시에 뇌에서는 세로토닌과 도파민 같은 신경전달물질이 분비된다. 기분이 나아지고, 불안이 줄어들며, 좌우 뇌를 연결하는 신경 회로가 활성화된다. 춤을 출 때 뇌는 단지 '즐겁다'고만 반응하지 않는다. 실제로 뉴런이 새롭게 연결되고, 뇌의 일부 기능이 회복되거나 강화된다는 연구들도 있다. 다시 말해, 춤은 뇌를 위한 하나의 재활 훈련이자 감정의 리셋 버튼이다.

삶을 춤추게 한 무용가, 안나 할프린

그 사실을 평생의 작업으로 증명해낸 무용가가 있다. 안나 할프린 Anna Halprin.

그녀는 현대무용의 전설이자, 치유적 춤의 선구자였다. 하지만 그녀가 이 길을 선택하게 된 것은 단순한 예술적 탐구 때문이 아니었다. 1972년, 52세의 나이에 대장암 진단을 받았을 때, 그녀는 삶의 방향을 완전히 바꾸었다. 그녀는 암을 발견하기 전, 자신의 몸을 그리면서 골반 부위에 이유 모를 어두운 원을 남겼다. 그리고 얼마 지나지 않아, 그 자리에 종양이 있다는 사실을 알게 되었다.

그녀는 말한다.

"암에 걸리기 전에는 춤을 위해 살았지만, 암 이후에는 삶을 위해 춤췄다."

그녀는 병을 계기로 자신의 몸, 감정, 생명을 다시 바라보게 되었다고 이야기한다. 그녀의 무용은 '삶과 죽음의 통합', '신체와 감정의 재결합'이라는 철학적·예술적 탐구로 이어졌다.

할프린은 병원 치료에만 의존하지 않고 자신의 치유 과정에 스스로 참여하기로 결정했다. 그녀는 자신의 감정과 몸의 변화를 춤으로 표현하고, 그것을 그림과 이미지로 기록하며 독창적인 심신 회복 시스템을 개발했다.

그녀는 이 경험을 '사이코키네틱 시각화 Psychokinetic Visualization'와 '삶/예술 프로세스 Life/Art Process'라는 개념으로 정리했다.

이후 연구소를 설립하고, 수많은 암 환자, 외상 경험자, HIV 감염인들과 함께 춤을 통해 치유와 나눔의 시간을 이어갔다.

⟨Moving Toward Life⟩, ⟨Carry Me Home⟩, ⟨Circle the Earth⟩ 같은 작품들은 단지 공연이 아니라 몸과 마음, 개인과 공동체를 하나로 묶는 의식의 장이었다. 그녀의 춤은 고통을 감추기 위한 도피가 아니라, 고통을 안고 함께 살아가는 길을 제시했다. 할프

린은 100세를 넘길 때까지도 춤을 멈추지 않았다. 그녀는 병을 극복한 것이 아니라, 병과 함께 '살아갈 수 있는 새로운 춤'을 만들어냈다.

오늘날 무용치료는 어디에 있나

할프린이 남긴 철학은 지금도 전 세계에서 실천되고 있다. 암 회복기 환자, 알츠하이머 초기 환자, 트라우마를 겪은 군인들, 청소년 정신건강 프로그램 등에서 무용치료는 통합의학과 예술치유의 핵심으로 자리 잡고 있다. 미국의 예일대 병원, 스탠퍼드의 재활센터, 그리고 우리나라의 청소년 상담센터와 커뮤니티센터까지 - 춤은 점점 더 많은 공간에서 '움직이는 치유'로 쓰이고 있다.

무용은 이제 더 이상 예술가의 전유물이 아니다. 그것은 누구나 자신의 회복을 위해 사용할 수 있는 몸의 언어이며, 웰니스를 향한 가장 인간적인 길 중 하나다.

실천편 ― 내 몸을 춤추게 하는 다섯 가지 작은 시작

1. '좋아하는 노래 한 곡'을 정하고, 매일 3분만 움직이기

춤을 위한 준비는 거창할 필요 없다. 조용한 방, 이어폰 하나, 그리고 당신이 좋아하는 리듬이면 충분하다. 그 노래가 나올 때마다 팔을 흔들고, 발끝을 움직이고, 몸을 리듬에 맡겨본다. 중요한 건 '잘 추는 춤'이 아니라 '자기 몸을 느끼는 시간'이라는 것.

2. 거울 앞에서의 자기감각 훈련

하루 한 번 거울 앞에 서서, 천천히 손을 들어올리고 고개를 돌려보자. 내가 내 몸을 보는 것이 아니라, 내 몸이 움직이는 걸 '느껴보는' 시간이다. 고유수용감각은 이렇게 깨어난다.

3. '감정'이 움직이게 두기

기쁠 때, 슬플 때, 이유 없이 답답할 때, 그 감정들을 억누르지 말고 몸으로 표현해보자. 팔을 뻗고, 어깨를 떨고, 허리를 돌리자. 언어로는 설명할 수 없는 감정들이 몸이라는 통로를 통해 흐르고, 그 흐름 속에서 마음은 저절로 가벼워진다.

4. 혼자 추는 춤의 자유, 함께 추는 춤의 연결

혼자 추는 춤에는 깊은 몰입이 있고, 함께 추는 춤에는 따뜻한 연결이 있다. 커뮤니티 댄스 클래스나 온라인 댄스 워크숍에 참여해보자. 같은 리듬에 맞춰 누군가와 함께 움직이는 경험은 '혼자가 아니다'라는 생생한 감각을 일깨운다.

5. '잘해야 한다'는 생각 내려놓기

춤은 성취가 아니다. 정답이 있는 움직임도 아니다. 춤은 오히려, 내가 내 안의 긴장을 내려놓고 있는 그대로의 몸을 받아들이는 연습이다. 내 몸이 리듬을 느끼고 있다면, 그건 이미 완벽한 춤이다. 그걸로 충분하다.

움직임은 가장 오래된 치유의 언어다. 우리는 말을 배우기 전부터 몸으로 울고 웃었다. 춤은 그 본능을 다시 깨우는 도구다. 하루의 짧은 시간이라도 음악과 함께 몸을 흔들어보자.

그 순간, 당신은 더 이상 고립된 존재가 아니다. 몸은 다시 살아 있고, 감정은 흐르고, 마음은 서서히 풀린다. 회복이란, 아픔이 사라지는 것이 아니라 아픔과 함께 살아가는 춤을 배우는 일이다. 그리고 그 춤은 지금, 당신 안에서 천천히 시작되고 있다.

운동이 마음에 주는 선물

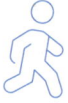

　　　　　티모시 녹스는 달리기가 주는 심리적인 이로움을 일곱 가지로 정리했는데, 그중 하나가 '고독'이다. 운동은 완벽한 고독을 선물한다. 운동하는 동안 여러분은 자기 자신이 누구인가에 대해 잘 알 수 있다. 어떤 사회적 역할과도 상관없이 그저 온전한 자기 자신이 된다. 익숙한 길을 달리다 보면 묵혀두었던 고민들에 대해 깊이 고민할 시간을 가질 수도 있다. 또한 몸의 어디가 말을 듣지 않는지, 어디가 더 왕성하게 활동하는지 느낄 수 있어 자신의 몸을 민감하게 느끼고 돌볼 필요성을 깨닫게 된다.

　녹스에 따르면, 운동은 자신감을 높이면서 동시에 겸손의 미덕도 길러준다. 운동을 즐기는 사람들은 절대적으로 완벽한 절정이란 없음을 잘 알고 있다. 목표는 매순간 새로 설정되는 것이고, 목표를 향해 달려가는 순간이 목표 자체보다 의미 있다는 것을 알게 되기 때문이다. 자신의 한계를 인정하면서 과정의 보람과 아름다움을 받아들이면 삶의 매순간을 깊이 있게 향유할 수 있다.

보이는 성과의 맛

자신의 한계를 인정한다는 것. 이는 곧 정직함인데, 운동이야말로 정직함 자체다. 운동의 결과에는 속임수가 없기 때문이다. 운동은 노력한 만큼의 결과만 보여준다. 운동하는 사람은 운동의 정직성을 닮아간다. 따라서 진심으로 운동을 즐기기 시작한다면 승부에 집착하기보다는, 노력해서 나온 결과에 승복하고 더 나은 결과를 위해 매진하는 성실함을 갖게 될 것이다.

녹스에 따르면, 운동은 무엇보다도 휴식을 주고 창조의 에너지를 공급한다. 소음과 스트레스로 가득한 사회를 살아가는 우리가 심리적 엔트로피를 일으키는 온갖 소요들에서 벗어날 수 있는 기회를 주기 때문에 그 안에서 휴식을 취하는 것은 물론, 잠시나마 자유를 얻을 수 있다. 그뿐 아니라 흐트러진 에너지를 차분히 가다듬으며 몰입적 사고를 함으로써 창조력을 쌓을 수 있다.

녹스는 달리기가 영적인 면에서도 우리에게 영향을 미친다고 강조한다. 우리 인간은 존재의 근원을 알고자 하고, 그 근원의 배

후에 어떤 존재가 있는지 알아내기 위해서 본능적으로 자신의 한계를 뛰어넘으려 한다. 운동은 다른 어떤 활동보다 인간으로 하여금 한계를 절실히 느끼게 하지만 다음 순간, 그 한계를 뛰어넘는 것을 허락한다. 마라토너들이 죽음의 언덕을 넘듯, 운동 중에 우리는 주어진 한계들을 차례차례 극복하면서 멈추지 않고 나아가는 추진력을 배우고, 더 강한 육체와 영혼을 갖게 된다.

마라톤이 말하는 인생의 길

우리나라에 마라톤 붐이 일기 시작한 것은 IMF 경제위기를 전후한 시기였다. 단군 이래 최대의 위기로 불렸던 상황에서 왜 그토록 많은 사람들이 운동화를 신고 밖으로 나가 달리기를 시작한 것일까?

한국체육과학연구원 한태룡 박사는 자신의 논문 〈한국 사회 '러닝 붐'의 기원에 관한 사회학적 연구〉에서 IMF 경제위기 이후 달리기 열풍을 "위기 상황에 대한 방어기제의 작동"으로 해석했다. 직장에서 쫓겨나고 가정에서 권위를 잃은 많은 남성들이 절체절명 위기 상황을 적극적으로 극복할 수단으로 달리기를 시작했다는 분석이다. 위기에서 자기 자신을 지켜내기 위해 이전의 삶과 결별하고 새로운 삶을 맞이하는 계기로 달리기를 선택했다는 것이다. 한 박사는 평생직장이 사라진 환경에서, 신체를 단련하고 이를 유지하는 절제력을 키워 자신의 직업 경쟁력을 강화하려는 동기도 달리기 열풍의 원인 중 하나였다고 설명했다.

한 박사의 분석은 존 레이티 교수의 설명과 일맥상통한다. 레이티 교수는 우리가 통제 불능의 절대적 위기에 봉착하면, 뇌는 이를 처리할 가소성을 잃어버리고 멈춰버린다 shutdown 고 말한다. 이때 뇌 가소성을 회복해 정상적인 기능을 되찾기 위해서는 운동이 최선이라고 강조한다. 여러 차례 설명했듯이, 운동은 새로운 신경세포를 길러내고 뇌의 가소성과 회복 능력을 높여 뇌 기능을 정상화하는 최고의 방법이다.

프랑스의 어느 신비주의 성인이 말했다.

"하루 30분의 명상은 필수적이다. 단, 당신이 바쁠 때는 예외다. 그럴 때는 한 시간이 필요하다."

이 말을 다음과 같이 바꾸어 기억해두자.

"하루 30분의 운동은 필수적이다. 단, 당신이 바쁠 때는 예외다. 그럴 때는 한 시간이 필요하다."

우리를 변화시키는 새로운 운동 '웰니스'는 위기의 순간에 더 강한 효력을 발휘할 것이다. 경제 위기와 삶의 불확실성이 여러분을 불안하고 우울하게 할 때 우리 유전자에 새겨진 운동 본능을 깨워야 한다. 운동이 유일한 해법은 아닐지 모르지만 가장 강력한 해법임은 확실하기 때문이다.

성공을 여는
습관의 시작

　　　　브라이언 트레이시Brian Tracy는 세계적인 자기계발 전문가이자 기업 컨설턴트다. 그는 수십 년간 워런 버핏, 앤디 그로브 등 글로벌 리더들의 습관과 성공 요인을 분석해왔다. 시급 300원 짜리 잡초 제거 아르바이트를 하던 청년에서, 회당 8억 원 강연료를 받는 세계적 강연가가 된 그는 자신의 책을 통해 단 하나의 메시지를 강조한다. 트레이시는 성공한 사람들은 동기부여에 의존하지 않고, 작고 반복적인 행동을 실천한다고 설명한다.

　　트레이시는 성공을 자동화하는 핵심 수단으로 아침 루틴, 그중에서도 운동을 꼽는다. 왜냐하면 아침은 감정보다 루틴이 앞서는 시간이며, 운동은 그 루틴의 가장 즉각적인 시동이기 때문이다. 트레이시는 출신과 환경보다 반복 가능한 행동이 결과를 만든다고 강조한다. 그는 또 단기적인 동기보다 꾸준한 실천이 사람을 원하는 지점으로 이끈다고 본다.

수많은 사람들은 좋은 결심을 하고도 작심삼일에 그친다. 반면 트레이시가 관찰한 성공한 사람들은 결코 동기부여에 의존하지 않는다. 그들은 감정보다 먼저 몸을 움직인다. 기분이 아닌 루틴에 따라 산다. 그리고 그 루틴의 출발점은 단 하나, 운동이다.

브라이언 트레이시는 실제로도 아침 운동을 철저히 루틴화한 인물이다. 그는 하루를 시작하기 전, 가벼운 유산소 운동과 스트레칭, 근력 강화 맨몸운동을 15~30분간 실천했다고 밝힌다. 무엇보다 중요한 건 강도가 아니라 반복 가능성, 그리고 자기와의 약속을 지키는 감각이다.

트레이시는 하루를 시작하며 일정한 시간에 몸을 움직이는 습관이 전반적인 하루의 리듬과 반응에 긍정적인 영향을 미친다고 본다. 출장 중에도 호텔 방 안에서 체조를 하거나 도보 이동 시간을 운동 기회로 활용했다. 그에게 운동은 단지 체력을 위한 활동이 아니라, 의지력과 자기 효능감을 정비하는 시작 버튼이었다.

이처럼 운동을 루틴화한다는 것은 단순한 실천 이상의 의미를 가진다. 웰니스가 작동하기 위해서는, '결심'이 아닌 '구조'가 필요하다. 즉 매일 같은 시간대, 같은 방식으로 몸을 움직이는 습관이 자리를 잡으면, 운동은 더 이상 '해야 할 일'이 아니라 '자연스럽게 따라오는 흐름'이 된다.

《달릴수록 선명해지는 웰니스》가 제안하는 루틴화 전략은 바로 이 지점에서 출발한다. 운동은 단발적 의지로 작동하지 않는다. 생활의 리듬 속에 녹여야 지속된다. 그리고 아침이라는 시간대야말로 그 실천을 가장 안정적으로 고정할 수 있는 프레임이다.

하루를 통제하려면, 하루가 시작되기 전에 몸이 먼저 움직여야 한다. 이것이 바로 웰니스 루틴을 자동화하는 가장 확실한 실천법이다. 트레이시는 이를 '자기 강화 루프 self-reinforcing loop'라고 설명한다.

한 번 움직이면 더 잘 움직일 수 있게 되고, 움직임은 다시 쾌감을 낳고, 그 쾌감은 또 다른 실천을 유도한다. 감정보다 몸, 의욕보다 루틴이다. 성공은 결심이 아니라 반복 가능한 실천에서 온다. 그리고 그 실천은, 아침에 흘리는 땀 한 방울에서 시작된다.

지금도 운동을 미뤄두고 있다면, 오늘 하루 역시 나 대신 상황이 지배할 것이다. 하지만 단 5분이라도 먼저 움직인다면, 그날은 내가 통제할 수 있는 하루가 된다. 그 감각을 안다면, 다음 날의 아침은 기다려지는 순간으로 바뀔 것이다.

웰니스 실천으로
얻을 수 있는 것

"웰니스는 단순히 건강을 유지하는 것이 아니라, 삶의 질을 높이는 것이다."

이 말은 웰니스의 핵심을 잘 나타낸다. 웰니스는 몸과 마음의 균형을 이루고, 이를 통해 더 나은 삶을 살아가도록 돕는다. 하지만 현대인들은 넘치는 정보와 선택지 앞에서 오히려 판단력을 잃어가고 있다. 웰니스는 어떻게 우리에게 선명한 판단력을 제공할 수 있을까?

몸과 마음의 균형

웰니스는 단순히 건강을 유지하는 것을 넘어, 몸과 마음의 균형을 이루는 데 초점을 맞춘다. 이는 단편적인 정보나 성공사례에 휩쓸리지 않고, 자신의 상황을 정확히 파악하여 올바른 선택을 내리는 데 도움을 준다.

사회학자 셰리 터클Sherry Turkle은 그의 저서 《혼자 있는 시간 Alone Together》에서 "우리는 연결된 듯하지만, 사실은 더 외로워지고 있다"고 말한다. 정보화 시대에서 우리는 정보의 소비자이자, 동시에 그 정보에 의해 조종당하는 존재가 되었다. 하지만 웰니스는 남과 비교하는 것이 아니라, 나 자신을 돌아보는 것이다.

웰니스는 우리에게 선명한 판단력을 제공한다. 이는 단순히 건강을 유지하는 것을 넘어, 삶의 질을 높이는 데 초점을 맞춘다. 웰니스가 주는 선명한 판단력은 자기 이해, 균형, 그리고 지속 가능성이라는 세 가지 요소로 구성된다.

자기 이해는 자신의 몸과 마음을 정확히 이해하는 데서 시작한다. 자신의 체력 수준, 건강 상태, 정서적 상태 등을 정확히 파악하는 것이 중요하다. 예를 들어, 허리 통증이 있는 사람에게는 고강도 운동보다는 요가나 스트레칭이 더 적합할 수 있다.

균형은 몸과 마음의 조화를 이루는 데 초점을 맞춘다. 운동, 식이요법, 명상 등을 통해 몸과 마음의 균형을 이루는 것이 중요하다. 예를 들어, 불안감이 많은 사람에게는 명상과 요가가 더 적합할 수 있다.

지속 가능성은 단기적인 결과보다는 장기적인 지속 가능성을 중요시한다. 자신의 라이프스타일과 조화를 이루는 운동과 식이요법을 선택하는 것이 중요하다. 예를 들어, 바쁜 직장인에게는 짧은 시간에 효과를 볼 수 있는 HIIT가 적합할 수 있다.

웰니스와 운동과 정신

자기 이해를 위한 운동은 자신의 체력 수준, 건강 상태, 부상 여부 등을 정확히 파악하는 데서 시작한다. 예를 들어, 허리 통증이 있는 사람에게는 고강도 운동보다는 요가나 스트레칭이 더 적합할 수 있다.

균형을 위한 운동은 스트레스를 해소하고, 마음의 평화를 찾는 데도 도움이 된다. 따라서 자신의 정서적 상태를 고려하여 운동을 선택하는 것이 중요하다. 예를 들어, 불안감이 많은 사람에게는 명상과 요가가 더 적합할 수 있다.

지속 가능성을 위한 운동은 자신의 일상 생활과 운동을 조화롭게 결합하는 것이다. 예를 들어, 바쁜 직장인에게는 짧은 시간에 효과를 볼 수 있는 HIIT가 적합할 수 있다.

넘치는 정보와 선택지 앞에서 선명한 판단력을 갖추는 것은 쉽지 않다. 하지만 웰니스는 우리에게 그 길을 보여준다. 첫 번째,

정보의 질을 의심하라. 두 번째, 자신의 상황을 정확히 파악하라. 세 번째, 전문가의 조언을 구하라.

2025년, 우리는 더 많은 정보에 접근할 수 있게 되었지만, 그 정보를 어떻게 소화하고 활용할지는 여전히 우리의 선택이다. 웰니스가 주는 선명한 판단력을 갖추기 위한 첫걸음, 그것은 바로 나 자신을 믿는 것이다.

영성과 명상, 그리고 웰니스

영성과 명상은 단순히 마음을 가다듬는 것을 넘어, 삶의 깊이를 더하는 데 초점을 맞춘다. 이는 외부의 소음과 혼란 속에서도 내면의 조용함을 유지하고, 이를 통해 더 나은 판단력을 갖추도록 돕는다.

웰니스는 명상을 통해 삶의 균형을 찾는 길을 제공한다. 이는 요가와 명상을 통해 실천할 수 있다.

예를 들어, 요가는 몸과 마음의 균형을 이루는 데 초점을 맞춘다. 이는 단순히 체력을 기르는 것을 넘어, 마음의 평화를 찾는 데 도움을 준다. 예를 들어, 요가는 우리에게 현재 순간에 집중하도록 돕고, 이를 통해 스트레스와 불안을 줄이는 데 도움을 준다.

명상은 우리에게 내면의 조용함을 제공한다. 몸과 마음의 균형을 이루는 데 초점을 맞춘다. 단순히 물질적인 성공이나 외적인 성과를 넘어서는 것이다.

철학자 에크하르트 톨레 Eckhart Tolle 는 "진정한 평화는 외부에서 오는 것이 아니라, 내면에서 찾아야 한다."고 말한다. 영성과 명상은 바로 그 내면의 평화를 찾는 과정이다.

유명인들은 대부분 명상의 시간을 갖는다고 말한다. 누구보다 바쁜 일상 속에서 자기 자신을 잃지 않고 정확한 판단을 하기 위해서는 모든 것을 지우고 자신이 서 있는 곳이 어디인지를 알아야 하기 때문이다.

이것이 바로 웰니스의 핵심이다. 몸과 마음의 균형을 통해 길을 잃지 않는 것. 한치 앞을 볼 수 없는 현실 속에서 내가 서 있는 곳과 가야 할 방향을 바로 알기 위해서는 단순한 헬스와 웰빙을 넘어 웰니스가 필요한 것이다.

웰니스를 실천한다는 것은 다름 아닌 삶의 균형을 찾는 내면의 나침반을 갖추는 것과 같다.

내게 중요한 것이 무엇인지
확인하는 시간

틱낫한 스님 Thich Nhat Hanh 은 《마음챙김의 기적 The Miracle of Mindfulness》에서 명상이 삶의 균형을 찾는 데 어떤 역할을 하는지를 설명한다. 그는 명상을 통해 웰니스를 경험한 사람들이 내면의 조용함을 찾고, 이를 통해 삶의 균형을 되찾을 수 있다고 강조한다.

한 예로, 틱낫한은 한 여성이 명상을 통해 우울증을 극복한 사례를 소개한다. 이 여성은 "명상을 통해 내면의 조용함을 찾았고, 이를 통해 삶의 균형을 되찾을 수 있었다."고 말했다.

존 카밧진 Jon Kabat-Zinn 은 매사추세츠 대학 의과대학에서 명상 기반 스트레스 감소 프로그램 MBSR, Mindfulness-Based Stress Reduction 을 개발한 인물이다. 이 프로그램은 웰니스를 통해 명상을 경험하고, 이를 통해 삶의 균형을 찾는 데 초점을 맞춘다.

MBSR 프로그램에 참여한 한 환자는 만성 통증으로 인해 일상생활이 어려웠다. 하지만 8주간의 프로그램을 통해 명상을 실천한 결과, 통증이 줄어들고 정서적 안정을 찾았다고 보고했다. 이 환자는 "명상을 통해 내면의 조용함을 찾았고, 이를 통해 삶의 균형을 되찾을 수 있었다"고 말했다.

  이처럼 명상은 휴식 이상의 의미를 지닌다. 그것은 내면의 흐름을 돌아보고, 무너진 감정의 균형을 다시 맞추는 과정이다. 틱낫한과 존 카밧진이 말하듯, 삶의 중심은 언제나 외부가 아니라 '지금 이 순간을 살아내는 나' 안에 있다. 잠시 멈추어 숨을 고르는 그 순간, 우리는 비로소 마음속 고요와 마주하게 된다. 그리고 그 고요 속에서 삶은 다시 제 자리를 찾아간다.

부록

웰니스와 사람들

달리는 사람, 살아 있는 사람 - 김한균 대표 이야기

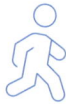

　　운동을 통해 인생의 방향을 바꾸고, 삶과 일 모두에서 자신감 넘치는 질주를 이어가고 있는 사람이 있다. 화장품 회사 코스토리의 대표 김한규 대표다.

　그에게 웰니스는 유행처럼 소비되는 단어가 아니다. 하루의 시작을 움직임으로 여는 삶, 더 잘 자고 더 잘 먹는 법을 배우는 과정, 관계 속에서 밀도 있는 신뢰를 쌓고, 자연 속에서 자신을 회복하는 감각까지 - 그 모든 것은 '움직이는 삶'에서 비롯된다. 웰니스는 장식이 아니라 생존의 방식이며, 그는 그런 삶을 20년 넘게 이어오고 있다. 달리는 몸, 움직이는 마음, 그리고 그 안에서 흔들리지 않는 존재감. 그것이 김한균 대표가 구축해온 웰니스의 리듬이다.

2011년, 그는 화장품 회사 코스토리를 창업하고, '파파레서피', '잉가', '선더즈매터' 등 본질에 충실한 스킨케어 브랜드들을 내놓으며 꾸준히 성장해왔다. 국내외에서 수출의 탑, 산업통상자원부 장관 표창, 포브스 2030 파워리더 선정 등 다수의 상을 수상하며, 그가 걸어온 길이 단단한 성과로 이어졌음을 보여준다.

그렇게 바깥의 성과를 쌓아올리는 동안, 그 중심에는 언제나 '움직이는 나'가 있었다. 그의 웰니스는 브랜드로만 존재하지 않았다. 그것은 그의 몸에서 시작된, 철저히 실천된 이야기였다.

콤플렉스를 넘어, 리듬을 만드는 운동

김 대표는 20살 이후 꾸준히 운동을 해왔다. 시작은 외모 콤플렉스를 극복하기 위해서였다. "학창시절 키도 작고 약했어요. 괴롭힘도 많이 당했고요. 그래서 정말 피나는 노력을 했죠." 다이어트를 위한 운동에서 시작해, 체력을 기르고 근력을 쌓으며 그는 점점 자신만의 리듬을 만들기 시작했다.

그 리듬은 단순한 신체적 루틴을 넘어 감정과 사고, 삶의 결정에까지 영향을 주었다. "운동을 하면 머리가 맑아져요. 사업이 힘들 때, 결정이 필요할 때 달리면 길이 보여요." 특히 달리기는 그에게 '언제 어디서든 가능한 평온'이었다. 운동은 어느 순간, 그의 일상 속 몰입과 회복의 원천이 되었다.

체력이라는 밑바탕 위에 삶을 짓다

"꾸준함이 비결이에요." 김 대표는 일단 운동화부터 꺼내놓는다고 했다. 중요한 건 '얼마나'가 아니라 '그냥 하는 것'이다. 10킬로미터든 1킬로미터든, 일단 나가면 된다. 그렇게 쌓인 반복이 결국 리듬이 되고, 그 리듬은 삶의 기반이 된다.

"성취감이란 감정은 인간이 느낄 수 있는 가장 큰 감정 중 하나에요."

김 대표는 운동을 통해 얻은 성취감이 자신감을 만들고, 그 자신감이 인간관계에서의 신뢰로 이어졌다고 말한다. "함께 운동하는 사람들은 믿게 돼요. 체력은 하루아침에 완성되지 않으니까요."

철인 3종, 그리고 자기 초월

마라톤으로 시작된 도전은 자전거를 타고 더 먼 거리를 달리는 싸이클, 이어 듀애슬론, 그리고 수영까지 더한 철인 3종 경기로 이어졌다. 그는 올해 오사카 철인 3종 경기와 베를린 마라톤에도 참가할 예정이다. 목표는 40대에 세계 7대 마라톤 완주.

"결승점이 보이면 젖먹던 힘이 나요. 이상하게 회복돼요. 그게 몰입이고, 초월이에요."

혼자 뛸 때는 10킬로미터를 40분 안에 못 뛰지만, 대회에 나가면 가능하다. 주변의 에너지와 경쟁의 리듬이 그를 새로운 자신으로 만들어준다. 그는 그 과정을 "자기 자신을 믿는 순간"이라고 표현했다.

운동하는 리더는 회복도 빠르다

고강도 훈련은 그에게 체력뿐 아니라 '버티는 힘'을 준다. "사업은 선택의 연속이에요. 의사결정을 후회하지 않으려면, 체력이 있어야 해요." 그리고 그는 말한다. 운동은 '되게 하는 원동력'이다. 실패를 견디는 힘도, 다시 해보려는 용기도 그 안에 있다.

또한, 김 대표는 조직 구성원들에게도 운동을 장려한다. 실제로 회사 내 피트니스 시설을 적극 활용하도록 독려하고 있고, 운동을 통한 변화도 체감하고 있다. "체력이 좋아지면 일도 잘돼요. 실패에 대한 저항도 줄고요."

자연이 일깨우는 감각, 리더의 철학

특히 제주도에서의 달리기는 그에게 특별한 경험을 안겨준다.

"황홀해요. 바다와 산과 길을 달릴 때, 말로 표현할 수 없는 감정이 있어요." 야외 러닝은 단순한 운동을 넘어 자연과의 교감, 내면 감각의 회복으로 이어진다. 그 감각은 브랜드 철학과도 연결된다. 그는 말한다.

"우리 조직의 존재 이유는 고객을 건강하고 아름답게 하는 거예요. 그러려면 우리 스스로도 그렇게 살아야죠."

그는 늘 솔선수범하려 한다. 운동, 독서, 자연과의 연결. 말보다 앞선 실천이 그의 리더십이다.

좋아하는 것을 일로 만들다

화장품 사업을 하며 운동은 늘 곁에 있었다. 스트레스를 날려주고, 아이디어를 떠오르게 하고, 다시 일어설 힘을 주는 가장 좋은 습관이었다. 어느 순간 그는 생각했다. '내가 이토록 좋아하는 운동을, 내가 직접 실천해온 웰니스를 비즈니스로 확장해볼 수는 없을까?' 그는 그 순간을 전환점으로 삼았다. '바르는 것'에서 '움직이는 것'으로, 외면의 아름다움에서 삶 전체의 균형으로. 운동과 쉼, 자연과의 연결을 포함한 더 크고 입체적인 웰니스의 지도를 다시 그리기 시작했다.

그런 고민 끝에 탄생한 것이 피트니스 브랜드 '비커스랩'이었다. 이후 러닝 스튜디오 '비커스런', 웰니스 뷰티 & 스테이 브랜드

'에가톳' 등으로 이어지며, 김 대표는 '움직임'을 중심으로 한 웰니스 생태계를 공간, 철학 등으로 하나씩 넓혀갔다. 현재 3만 평 규모로 확장된 웰니스 빌리지 '에가톳'은 그의 철학이 공간의 숨결로 스며든 상징적인 장소가 되었다.

웰니스는 기초다

그는 웰니스를 거창하거나 고급스러운 것으로 보지 않는다.

"웰니스는 내 몸을 바꾸는 것에서 시작해요. 더 움직이고, 더 좋은 걸 먹고, 덜 나쁜 걸 먹는 것."
"운동하지 못했던 시기와 지금을 비교하면, 업무 집중도, 창의력, 대인관계 모두가 달라요. 체력이 없으면 이 모든 걸 지킬 수 없어요."

그에게 웰니스는 체력이라는 기초 위에 쌓이는 다층적 경험이다. 운동을 하지 않으면 지치고, 지치면 삶 전체가 무너진다. 그래서 그는 말한다.

"운동하는 사람은 성공할 수밖에 없다."

물론, 본업에서의 성공을 위해선 균형도 필요하다고 덧붙인다. 그러나 그가 만난 모든 성공한 사람들의 공통점은 '운동과 독서' 였다. 그것이야말로 삶을 끌어올리는 가장 강력한 기초임을 그는 확신한다.

달린다는 건 삶의 태도다

"저에게 달린다는 건 제 삶이에요."

지금도 여전히 그는 달리고 있다.

"시간이 점점 빨라지는 것 같아요. 그래서 불안하지만, 여전히 달 릴 수 있다는 믿음이 있어요."

김한균 대표는 인생을 달리는 사람이다. 결승선을 보기 위해서 가 아니라, 살아 있다는 감각을 잃지 않기 위해서.

그는 말한다. 살아 있는 동안은 계속 달릴 것이라고. 그리고 그 렇게 달리면서 삶도, 일도, 관계도 선명해질 것이라고.

산이 내게 말을 걸던 시간-
조좌진 대안산악연맹회장

조좌진 회장은 분체이송 기술 분야에서 세계 3대 메이커로 꼽히는 DYPNF의 창업자이자 CEO다. 플랜트 엔지니어링 업계에서 기술적 성취를 이룬 그는, 어느 날 예고 없이 찾아온 암이라는 위기 앞에서 다시 '산'으로 돌아갔다. 그곳에서 그는 자기 자신을 다시 만났고, 병을 회복한 뒤에는 히말라야로 향했고, 이제는 대한산악연맹 회장으로 자신이 받은 치유를 사회로 환원하는 삶을 실천하고 있다. 그를 만나 회복과 환원의 웰니스의 의미를 새삼 확인해보았다.

"왜 그렇게 산을 좋아했는지, 지금도 잘 모르겠습니다."

그의 산에 대한 애정은 고등학생 시절로 거슬러 올라간다. 도봉

산 선인봉 아래 텐트를 치고 한 달 넘게 지내며 학교를 다녔다. 말 그대로 '산에 미쳐 있던' 시절이다. 그런데 이상하게도, 지금 돌이켜보면 왜 그토록 산을 좋아했는지 자신도 설명할 수 없다고 말한다.

"머리가 하얘질 만큼, 이유를 찾기 힘들어요. 그런데 그렇게까지 산을 좋아했던 건, 어쩌면 그 시절의 불안과 답답함 때문이었는지도 모르죠."

그는 어느 순간, 그 좋아함이 사회생활을 어렵게 만든다는 걸 느꼈다. 사람들과 어울리는 대신 혼자 산에 있는 시간이 많았고, 회사생활과는 거리가 멀어지던 시절도 있었다. 그래서 일부러 '산을 멀리하려고' 애쓴 시간도 있었다. 그런데 결국, 그가 진짜 자신을 마주한 곳도, 다시 '산'이었다.

치유가 몸에 깃들던 순간

췌장암 진단을 받았을 때, 그는 어떤 말도 떠올릴 수 없었다. 혼란, 분노, 체념이 뒤섞인 채, 몸과 마음이 공허해진 채로 그는 관악산을 찾았다. 첫 등산은 실패였다. 300미터도 채 오르지 못하고 돌아섰다. 하지만 그는 다음 날 또 올랐고, 또 올랐다. 그 반복이 몇 주를 넘기고, 몇 달을 지나면서 중턱까지 오르던 어느 날, 그는 문득 멈춰 섰다.

"그날따라, 꽃이 보이더라고요. 처음 보는 것도 아닌데, 그날은 처음 본 것처럼 눈에 들어왔어요. 나무가 흔들리는 소리도 들리고, 햇빛이 너무 예쁘게 쏟아졌어요. 아, 내가 살아있구나… 싶었죠."

그는 그때를 '치유가 몸에 깃든 순간'이라고 기억한다. 치유는 몸이 아니라, 마음부터 시작된다는 걸 그때 알게 되었다고 말한다.

히말라야에서 찾은 본심

완치 후, 그는 오래 품어온 꿈이었던 히말라야 등반을 감행했다. 처음엔 목표를 이루는 일처럼 느껴졌다. 버킷리스트의 완성, 성취의 상징. 그러나 베이스캠프에 도착해 장엄한 산을 마주했을 때, 그는 말없이 울었다.

"등반하면서 생각이 바뀌었어요. 내가 지금 뭔가를 '이루고' 있는 게 아니라, 그냥 내가 좋아하는 걸 하고 있다는 걸 깨달았어요."

그 순간을 그는 '심쿵'이라고 표현했다. 그건 설렘도 아니고, 감동도 아닌, 자기 본심이 드러나는 순간이었다. 그때부터 그는 삶을 다르게 보게 되었다.

"이제는 뭘 이루기 위해 사는 게 아니라, 내가 좋아하는 걸 존중하며 살아가요."

리더십도 결국, 자연에서 배운다

조좌진 회장은 산에서 기업가 정신의 원형을 발견했다. 함께 등반할 산을 정하고, 날씨와 지형을 분석하고, 계획하고, 실천하고, 돌발상황에 대응하고, 서로 도우며 완주하는 것. 이 모든 것이 조직 경영과 닮아 있다.

"산행을 하면 젊은이들이 자연스럽게 '일의 원리'를 배워요. 저는 산에서 인성이 형성됐고, 사고도 훨씬 유연해졌어요."

회사가 작았을 때 직원들과 함께 산에서 극기훈련을 하던 시절, 서로를 이해하고 신뢰하는 분위기가 형성된 것도 그때였다. 조 회장에게 산은 단지 치유의 장소가 아니라, 관계와 문화의 실험장이었다.

의미 없는 산행이야말로 가장 건강하다

이제 그에게 산은 특별한 목적 없이, 누구의 시선도 의식하지 않고, 그저 걷고 싶은 날 가는 곳이다. 그는 산과 관계를 맺으려 하지 않는다. 그저 그곳에 있다는 것만으로 충분하다고 믿는다.

"산에 특별한 의미를 두지 않아요. 의미를 부여하지 않으니, 오히려 자유로워요. 스트레스도 자연스럽게 풀리고, 동행자와의 대화도 자연스럽게 흘러요."

그의 이 태도는 웰니스 2.0의 철학과 맞닿아 있다. 억지로 하지 않는 것, 의미를 강요하지 않는 것, 그냥 존재하며 연결되는 것.

웰니스는 감정의 숙성이다

그는 지금 '웰니스'를 새삼스럽게 강조하지 않는다. 그저, 자기 안의 소리를 잘 듣는 법, 몸과 마음이 보내는 신호에 귀 기울이는 법을 실천할 뿐이다.

"건강은 어느 날 갑자기 무너집니다. 아픔을 막을 수는 없지만, 늦출 수는 있어요. 웰니스는 머릿속에 두지 말고, 몸으로 실천해보세요. 그게 결국, 자기 자신에게 주는 가장 좋은 선물이 될 겁니다."

에필로그

"당신의 숨이 향하는 곳에, 삶이 있습니다. 우리는 매일 수많은 생각과 감정 사이를 오가며 살아갑니다. 너무 많은 정보, 너무 빠른 시간, 너무 복잡한 하루 속에서 가끔은 나 자신이 어디에 있는지조차 잊고 살아가기도 합니다.
하지만 잠깐 멈춰 숨을 고르고, 한 걸음만 앞으로 내디뎌보세요. 그 한 걸음이, 나를 나로 되돌리고, 다시 앞으로 나아가게 합니다. 달리며 쌓인 마음을 흘려보내고, 요가 매트 위에 조용히 눕는 그 순간, 나는 다시 나의 중심에 서게 됩니다. 그 순간이 바로 웰니스의 시작입니다."

당신은 아마 수없이 다짐했을 것입니다.

"이번엔 진짜로 운동을 시작해봐야지."

"내 마음도 좀 돌봐야겠어."

하지만 바쁜 하루에 치이고, 기분이 따라주지 않으면 쉽게 미뤄지곤 합니다. 괜찮습니다. 중요한 건 완벽한 시작이 아니라, 아주 작게라도 다시 시작하는 용기입니다.

5분의 산책, 세 번의 숨 고르기, 한 문장의 다짐.

그 모든 사소한 실천들이 모여 결국 인생을 바꿉니다. 당신은 생각보다 강하고, 마음은 회복을 원하고 있으며, 몸은 다시 길을 기억할 준비가 되어 있습니다. 삶은 달리기처럼, 요가처럼 천천히, 그러나 확실하게 당신을 변화시킬 수 있습니다.

이 책이 당신에게 그런 시간을 허락하는 작고 따뜻한 계기가 되기를 바랍니다. 웰니스는 특별한 사람이 가지는 어떤 상태가 아닙니다.

그건 지금 이 순간, 당신이 몸을 움직이기 시작하는 데서 비롯됩니다.